Anti Aging
안티에이징
식생활론

강경심 지음

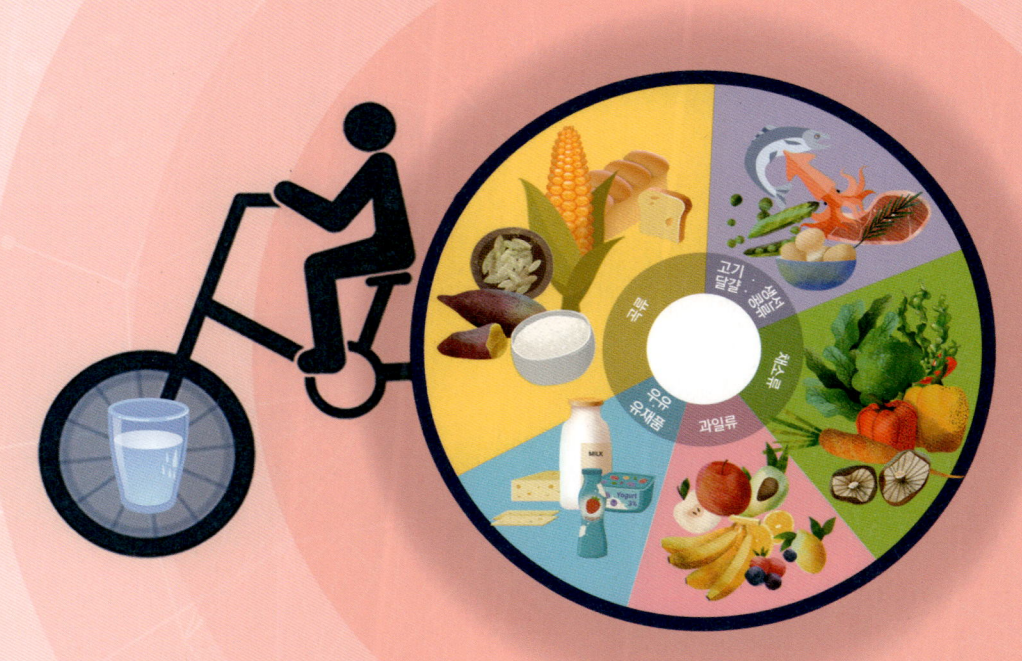

공주대학교출판부

목 차

제1장 건강과 식생활 • 1

Ⅰ. 식생활 개념 ·· 1
1. 식생활의 정의 / 1　　　　　2. 식문화의 의미 / 2
3. 식생활의 중요성 / 3　　　　4. 제3차 식생활교육 지원법 / 3

Ⅱ. 식생활 환경 변화 ·· 5
1. 식사에 대한 개념 / 5　　　　2. 농식품 환경 변화 / 6
3. 식생활 환경변화에 따른 식생활 문제 / 9

Ⅲ. 식생활과 건강 ··· 11
1. 식생활에 대한 소비자 인식 / 11　　2. 식생활과 건강 / 13

제2장 식생활 현황 • 17

Ⅰ. 식생활 현황 ··· 17
1. 식생활 경향 / 17　　　　　2. 생애주기별 식생활 경향 / 19

Ⅱ. 국내외 식생활 정책 ··· 21
1. 국내 식생활 정책 / 21　　　2. 국외 식생활 정책 / 24

Ⅲ. 식생활 지원 기관 ··· 33
1. 식생활교육국민네트워크 / 33　　2. 식생활교육 관련 지원기관 / 33

제3장 지속가능한 식생활 • 37

Ⅰ. 지속가능한 식생활 의미 ··· 37
1. 지속가능한 식생활 개념 / 37
2. 제3차 식생활교육 기본계획에서의 지속가능성 / 38

Ⅱ. 지속가능한 식생활 지침 ··· 39
1. 안전한 먹거리 체계 구축 / 39　　2. 먹거리 손실 저감과 생태 순환 / 41
3. 먹거리 보장과 먹거리 공동체 / 42

Ⅲ. 지속가능한 식생활 실천 ··· 43
1. 지속가능한 식생활 실천 활동 종류 / 43
2. 지속가능한 식생활 실천 세부 내용 / 43

안티에이징(Anti Aging) 식생활론

제4장 지역농산물 로컬푸드 • 49

Ⅰ. 로컬푸드 의미와 푸드 마일 ·· 49
1. 로컬푸드의 의미 / 49 2. 푸드 마일 / 50

Ⅱ. 로컬푸드 유형 및 필요성 ·· 51
1. 로컬푸드 유형 / 51 2. 로컬푸드의 필요성 / 54

Ⅲ. 국내외 로컬푸드 현황 ·· 56
1. 국내 로컬푸드 현황 / 56 2. 국외 로컬푸드 현황 / 57

제5장 바른 식생활과 실천 • 61

Ⅰ. 바른 식생활 개념 및 실천방안 ·· 61
1. 바른식생활 개념 및 방향 / 61 2. 바른 식생활 실천 방법 / 62

Ⅱ. 식생활지침 ·· 64
1. 한국인의 식생활지침 / 64 2. 식품 및 영양섭취 관련 지침 / 65
3. 식생활 습관 관련 지침 / 67 4. 식생활문화 관련 지침 / 68

Ⅲ. 바른 식생활 실천 ·· 69
1. 나의 식생활 자가진단 / 69 2. 나의 식생활 자가진단 결과 / 70

제6장 건강체중과 식생활 관리 • 73

Ⅰ. 건강과 비만 ·· 73
1. 건강과 건강체중 / 73 2. 비만 / 74

Ⅱ. 건강체중의 판정 ·· 77
1. 신체계측에 의한 판정 / 77 2. 상대체중에 의한 판정 / 78
3. BMI에 의한 판정 / 78

Ⅲ. 건강체중과 식생활관리 ·· 79
1. 식생활 습관 관리 / 79 2. 영양소별 섭취 방법 / 80
3. 식이섬유와 물 섭취 / 83

안티에이징(Anti Aging) 식생활론

제7장 건강한 식단 관리 • 85

Ⅰ. 식품구성자전거 ··· 85
1. 균형식 / 85
2. 식품구성자전거 / 88
3. 녹색물레방아 / 90
4. 다른나라 식생활 모형 / 90

Ⅱ. 식품군별 1인 1회 섭취 분량 ··· 92
1. 식품군별 1인 1회 섭취 분량 / 92

Ⅲ. 건강한 식단 구성 ·· 96
1. 건강한 식단 구성 단계 / 96
2. 건강한 식단 구성 / 96

제8장 슬로푸드와 유기농푸드 • 101

Ⅰ. 슬로푸드와 유기농푸드 ·· 101
1. 지역 농산물의 소비 / 101
2. 슬로푸드의 개념 / 102

Ⅱ. 식품품질인증제도 ·· 104
1. 친환경 인증제도 / 104
2. 기타 인증제도 / 105
3. 국외 친환경인증제도 / 107

Ⅲ. Slow Food의 실천 ··· 108
1. 친환경 소비 / 108
2. Slow Food 실천방안 / 109
3. 건강한 가공식품 / 109

제9장 전통식문화의 이해 • 113

Ⅰ. 한국 전통 식문화 ·· 113
1. 한국 식문화 형성 배경 / 113
2. 한국음식의 특징 / 114

Ⅱ. 한국전통음식의 종류 ··· 117
1. 주식류 종류 / 117
2. 부식류의 종류 / 118
3. 후식류, 전통발효식품류 / 121

Ⅲ. 한국향토음식 ··· 122
1. 서울·경기음식 / 122
2. 경상·전라음식 / 122
3. 충청·강원·제주음식 / 123
4. 평안·함경도음식 / 123

안티에이징(Anti Aging) 식생활론

제10장 식품의 선택과 조리 • 125

Ⅰ. 식재료 특징 및 선택 ·· 125
1. 식재료의 의미 / 125
2. 식재료의 특징 / 129

Ⅱ. 식품의 선택과 품질관리 ·· 135
1. 식재료 선택의 의미 / 135
2. 식재료 선택 기준 / 136
3. 식품구매 절차 / 139
4. 식품별 보관 방법 / 140

Ⅲ. 식재료의 조리 ·· 141
1. 조리의 개념 및 목적 / 141
2. 조리의 기초 / 142
3. 조리원리 / 147

제11장 미각교육과 식생활 관리 • 153

Ⅰ. 미각교육 개념 및 필요성 ·· 153
1. 미각교육 개념 / 153
2. 미각교육 필요성 / 154
3. 미각교육 현황 / 155

Ⅱ. 미각교육 유형과 사례 ·· 157
1. 미각과 오미 / 157
2. 미각과 오감 / 160

Ⅲ. 미각의 조화와 식생활 ·· 165
1. 미각의 변화 / 165
2. 미각의 조화 / 166

제12장 식품위생 및 품질관리 • 169

Ⅰ. 식품위생 ·· 169
1. 식품위해요소 / 169

Ⅱ. 식품첨가물 ·· 172
1. 식품첨가물 종류 / 172
2. 식품첨가물 표시와 안전성 / 173

Ⅲ. 올바른 식품 선택 ·· 174
1. 식품 인증마크 확인 / 174
2. 식품 표시 확인 / 176
3. 오해하기 쉬운 식품표시 정보 / 178

안티에이징(Anti Aging) 식생활론

제13장 올바른 외식과 식생활 • 179

Ⅰ. 음식문화의 변화 ··· 179
　　1. 음식문화 / 179　　　　　　2. 외식 소비 경향 / 180

Ⅱ. 현명한 외식의 실천 ··· 183
　　1. 현명한 외식습관 / 183　　　2. 외식 실천 방향 / 184

Ⅲ. 밥상머리교육 ··· 186
　　1. 밥상머리교육이란? / 186　　2. 밥상머리교육 실천 방법 / 186
　　3. 밥상머리교육 실천 효과 / 186

◆ 참고문헌 ··· 189

제1장 건강과 식생활

Ⅰ. 식생활 개념

1. 식생활의 정의

식생활의 사전적 정의를 살펴보면 『표준국어대사전』에서는 '먹는 일이나 먹는 음식에 관한 생활'로 정의하고 있고, 『영양학사전』에서는 '인간 생활에서 먹는 것과 관련된 것을 총괄하여 이르는 말'로 정의하고 있으며, 외국어 표기로 영어는 'dietary life', 한자어로 '食生活', 동의어로 'eating habits'가 있다.

『두산백과』에서는 '인간의 생활 중에서 생명의 유지 및 생체의 활동에 필요한 영양분을 섭취하기 위해서 여러 가지 음식을 먹는 일'로 정의하고 있다.

법률적 정의로 「식생활교육지원법(2020)」에서 '식품 생산, 조리, 가공, 식사 용구, 상차림, 식습관, 식사예절, 식품의 선택과 소비 등 음식물의 섭취와 관련된 유·무형의 활동[1]'이라고 정의하고 있고, 「국민영양관리법(2010)」에서는 '식문화, 식습관, 식품의 선택과 소비 등 식품의 섭취와 관련된 모든 양식화된 행위[2]'로 정의되고 있다.

그러므로 식생활은 농산물, 축산물, 수산물 등의 식재료를 섭취하기 위해 저장·가공되고 식사계획에 의해 조리과정을 거쳐 음식으로 섭취하면서 인체 내에서 영양소와 에너지원으로 활용되는 것 뿐만 아니라 소화 및 흡수과정, 배설 과정 등이 포함되는 전 과정이라고 할 수 있다[3].

---

[1] 식생활교육지원법(제16984호)(20200211), 제2조(정의) "식생활"
[2] 국민영양관리법(제17472호)(2020.09.11.), 제2조(정의) "식생활"
[3] 농림축산식품부(2018). 지역농산물과 소비자 연계 강화를 위한 식생활교육 방향. p.10.

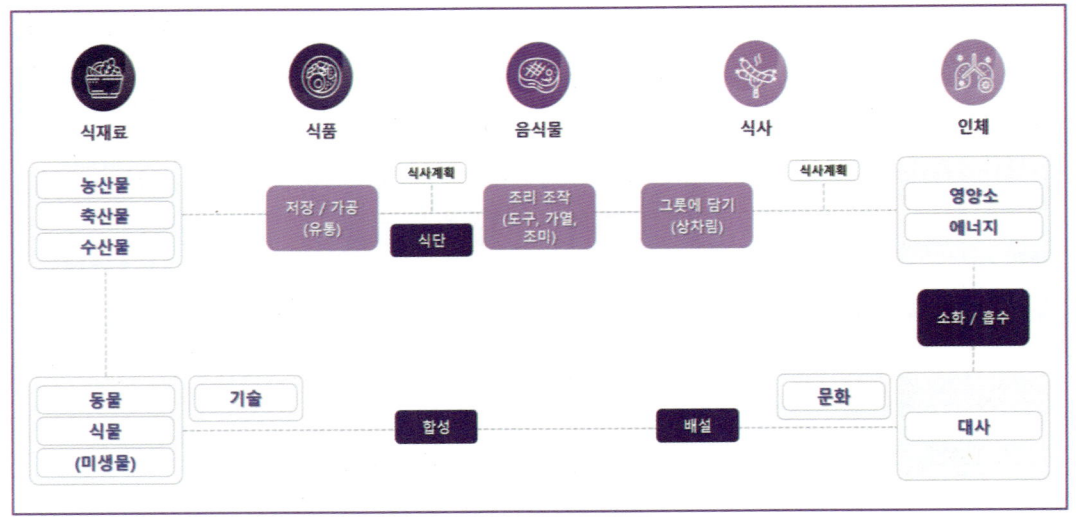

<식생활 전 과정>

2. 식문화의 의미

　식문화(食文化)는 '음식'에 '문화'의 개념이 더해진 것으로 '음식(飮食)'은 '식품과 음료를 총칭하는 것으로 식품을 조리하거나 가공해 먹을 수 있는 상태로 만드는 것'을 말하며, '문화(文化)'란 '인간에게만 있는 생각과 행동 방식 중 사회 구성원들로부터 배우고 전달받은 모든 것'으로 의·식·주, 언어, 풍습, 종교, 학문, 예술, 제도 등을 모두 포함하고 있다.

　음식문화는 한 사회 또는 나라의 구성원들에 의하여 습득, 공유, 전달되어 온 식생활 패턴 또는 양식으로 음식문화 요소에는 식품의 생산, 조리, 가공, 상차림, 식습관, 용구와 식기 등이 포함되며, 이러한 식습관을 통해 한 세대에게 습득되고 정착화되어 차세대에 전승되고 있다.

　음식의 형상을 살펴보면 '음(飮)'은 술통에 머리를 들이밀고 마시는 형상을 나타내고 있고, '식(食)'은 밥그릇에 밥을 수북이 담은 모습을 보이고 있다[4].

---

4) 정민 외 3인(2011), 살아있는 한자 교과서. 휴머니스트.

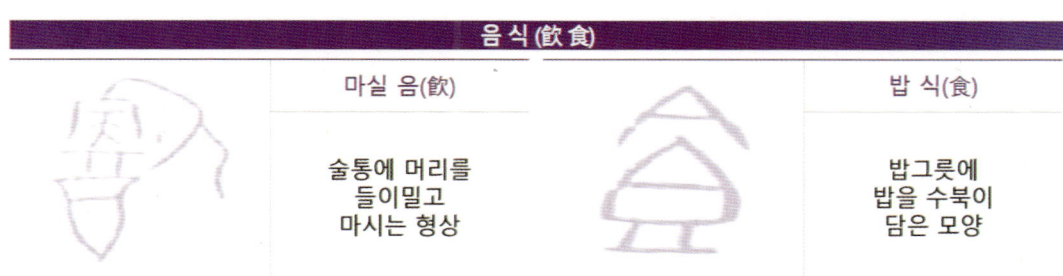

<음식의 형상>

3. 식생활의 중요성

음식은 우리가 살아가는 데 있어 가장 기본이 되는 것 중 하나로 영양공급기능 외에도 감각적인 즐거움, 정서적 안정, 인간관계 개선 등 삶을 풍요롭게 해주는 가장 기본적인 요소이며, 식생활은 이러한 음식과 관련된 모든 활동을 말하며 식품을 생산하거나 가공하고, 유통과 분배를 거쳐 구매하여 조리하고 섭취하는 모든 과정을 포함하고 있다. 식생활은 식생활 관련 환경의 영향을 받으며, 개인 건강뿐만 아니라 국가 식량정책이나 농업방식, 식품산업 구조 등에 이르기까지 사회 전반에 영향을 미치는 중요한 요소라고 할 수 있다.

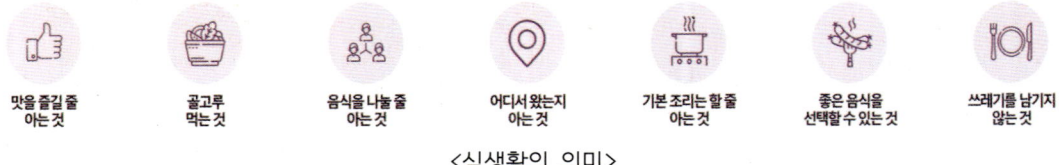

<식생활의 의미>
*출처: 농림축산식품부, (사)식생활교육국민네트워크

4. 제3차 식생활교육 지원법(제16984호)(20200211)[5]

제3차 식생활교육 지원법은 제1조(목적)에서 '식생활에 대한 국민적 인식을 높이기 위하여 필요한 사항을 정의함으로써 국민의 식생활 개선, 식생활 문화의 계승.발전 및 식품산업 발전을 도모하고 국민의 삶에 질 향상에 기여함을 목적으로 한다.'고 하였고, 2021년 8월 17일 개정된 내용으로 제7조(건전한 식습관 형성)에서 가공품의 원산지표시 등 식품 선택에 관한 적정한 판단력의 필요성을 추가하였으며, 제10조(어린

---

5) 식생활교육지원법(제16984호)(20200211)

이 식생활교육)에서 식생활교육 시 해당 지역 및 국내에서 생산되는 농산물과 그 가공품에 대한 내용을 포함하도록 하고 있고, 제12조(전통식생활 문화계승과 지역농산물의 활용)에서 지속가능한 식생활을 포함하도록 개정하였다.

핵심가치	환 경 · 건 강 · 배 려			
비전	지속 가능한 식생활의 확산으로 행복한 국민, 더불어 사는 사회 실현			
목표	목표 1. 취약계층과 미래세대를 고려한 사람 중심 교육 실시 목표 2. 농업·환경 공익적 가치 확산을 위한 체험 중심 교육 확대 목표 3. 지속 가능한 식생활 확산으로 장기적인 우리 농산물 소비 기반조성			
추진전략	다양한 삶을 포용하는 사람중심 교육	농업환경의 공익적 가치를 확산하는 교육	지역과 전통의 가치를 높이는 교육	지속 가능한 식생활 교육 실천기반강화
	취약 계층 대상 교육 기반조성	농업/농촌 체험 중심 교육기반조성	지역농산물 확산 연계 교육 기반조성	수요자 중심의 교육프로그램 제공
	미래세대를 위한 교육지원	도시 속 농업/농촌 체험 기회 확대	민·관 협업으로 지역 내 교육 수요 발굴	교육 콘텐츠 개발 및 전문인력 역량 강화
	성인 식생활 관리를 위한 찾아가는 교육	농업/환경의 가치를 고려한 교육확대	전통 식생활 교육/체험 및 계승 발전	지속가능한 식생활실천 확산을 위한 홍보 확대
추진체계	국가식생활교육위원회 개편을 통한 부처 간 협업 및 평가체계 구축 기초지자체 단위 식생활교육 추진 기반 강화 및 확산			

<제3차 식생활교육 추진계획 핵심가치와 비전 등>

또한 식품의 생산에서 소비까지 전 과정에서 에너지와 자원의 사용을 줄이고(환경), 영양학적으로 우수한 한국형 식생활을 실천하며(건강), 다양한 식생활 체험을 바탕으로 자연과 타인에 대한 배려와 감사를 실천(배려)하는 식생활을 강조하고 있다.

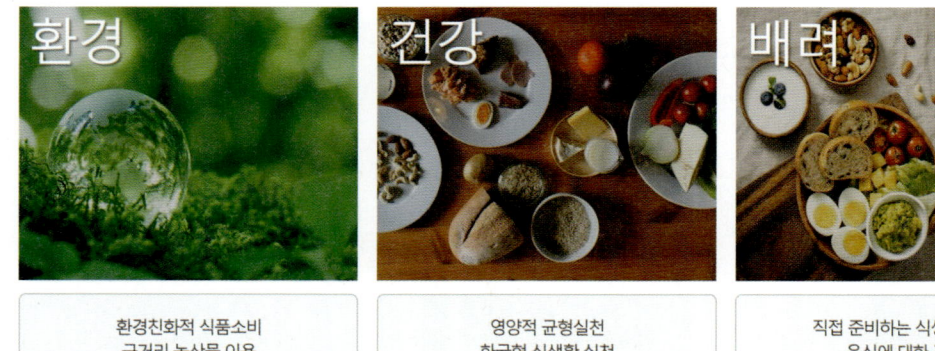

환경친화적 식품소비
근거리 농산물 이용

영양적 균형실천
한국형 식생활 실천

직접 준비하는 식생활 실천
음식에 대한 감사

*출처: 농림축산식품부, (사)식생활교육국민네트워크

Ⅱ. 식생활 환경 변화

1. 식사에 대한 개념

비윌슨(2020)의 『식사에 대한 생각(The way we eat now)』은 우리는 '어떻게 먹고 있는가'를 조명한 책이라고 할 수 있다. 과거와 달리 식량 부족을 호소하는 나라는 점점 줄어드는 대신, 많은 나라에서 과식과 영양부족이라는 정반대의 상황으로 모두가 달라진 음식 때문에 칼로리를 과다하게 섭취하고, 필수 영양소와 단백질은 부족한 상황이다.

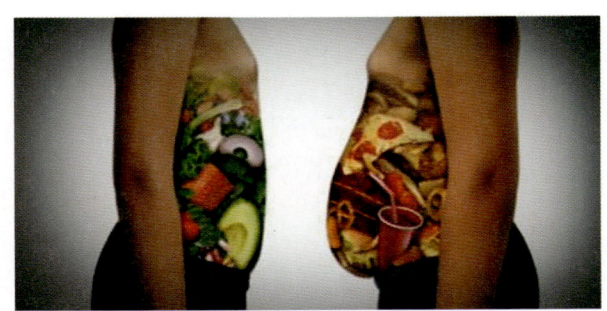

<비윌슨(2020) 식사에 대한 생각>

전 세계인들은 이제 어디서든 유럽 축구를 보듯이 감자칩을 먹고, 오렌지 주스를 마시고 플레인 요구르트를 먹는다. 우리가 먹는 음식의 양과 종류에 걸친 일련의 변화를 '음식 혁명'이라고 하며, 두 세대 만에 전통적인 식단에서 세계화된 식단으로 엄청난 변화를 겪은 음식 혁명의 명암을 조명하고 있다. 음식 혁명 덕분에 우리는 언제나 신선한 식재료를 구할 수 있게 되었지만, 짭짤하고 기름진 스낵, 설탕을 입힌 시리얼, 한 번도 발효된 적이 없는 '빵', 다양한 빛깔의 가당 음료, 일반 요구르트보다도 설탕이 많이 들어간 '건강' 요구르트에 무차별적으로 노출되어 있다고 책은 지적하고 있다.

또 책은 현명하고 건강한 식사를 위한 13가지 전략을 제안하고 있다.[6]

㉮ 새로운 음식을 오래된 접시에 담아 먹자
㉯ 물이 아닌 것을 '물처럼' 마시지 말자: 커피, 청량음료, 아이스크림 등
㉰ 간식보다 식사에 집중하자: 규칙적으로 맛있고 든든한 식사계획 실천
㉱ 입맛을 바꾸자
㉲ 균형을 바꾸자
㉳ 절대량이 아닌 비율에 따라 먹자
㉴ 단백질과 채소를 먼저 먹고 탄수화물을 나중에 먹자

---

6) 비윌슨(2020), 『식사에 대한 생각』.

㉠ 다양하게 먹자
㉑ 음식을 위한 시간을 마련하자
㉣ 내가 먹고 싶은 음식을 요리하는 법을 배우자
㉮ 유행에 뒤처진 입맛을 갖자
㉤ 내가 무엇을 먹고 있는지 알자
㉯ 자신의 감각을 이용하자

2. 농식품 환경 변화

가. 식품 생산과 소비 인식 변화

지역농산물의 사회적 가치에 대한 인식 수준의 향상으로 신선하고 안전한 먹거리 공급, 중소농 소득 안정, 지역경제의 선순환 구조 구축, 지속가능한 농업 지향, 유통의 효율화 등에 대한 관심이 증대하고 있다. 국가 먹거리 종합전략은 '지역 먹거리 선순환체계 구축' 추진[7]을 통해 식·농 관계 복원을 위해 농(農)과 식(食)의 가치에 대한 소비자 이해를 높여 건강하고 안전한 먹거리에 대한 사회적 인식 개선 및 접근성을 강화하고 농(農)과 식(食)의 가치를 이해하고 실천하는 시민 양성을 목적으로 하고 있다. 이를 위해 먹거리에 관한 태도 역량 함양, 좋은 음식과 질 나쁜 음식 분류, 먹거리의 사회적 가치를 이해하고 실천하는 '식해력(食解力, food literacy)'을 높여 환경적 영향, 생산자에 대한 배려 등 관심을 유도하고 있다.

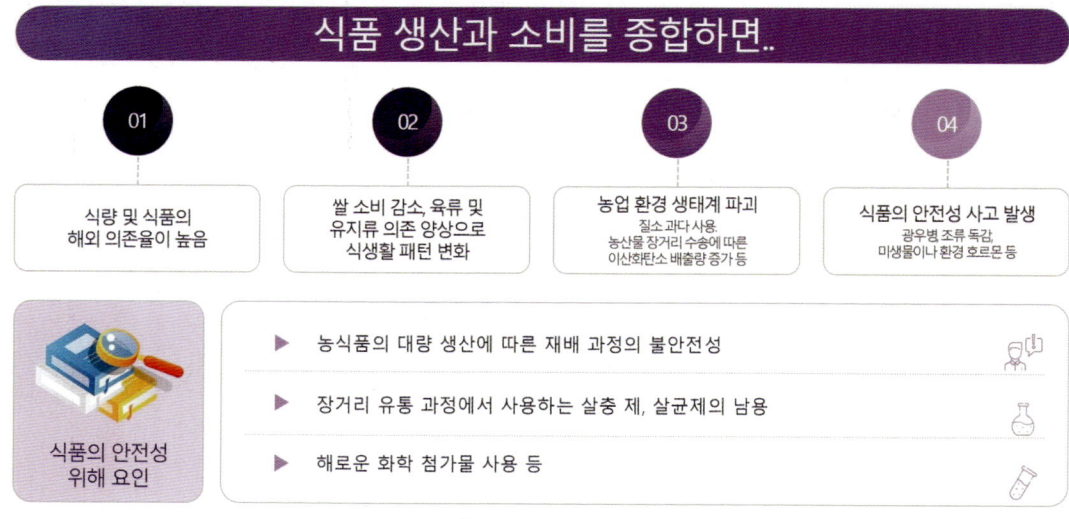

---

7) 국가 먹거리 종합전략 수립 연구, 2020.12, 대통령직속농어업·농어촌특별위원회, pp.44~82.

나. 기후 환경 변화[8]

기후 환경은 지구 온난화로 바다 생태계 변화의 원인이 되고 있고 지구의 평균 온도 상승으로 아열대 병해충 유입 등의 문제가 발생하고 있으며, 식품 생산 및 식품 안전 변화로 생물과 농작물 재배 북방한계선의 북상 등의 현상이 지속되고 있다.

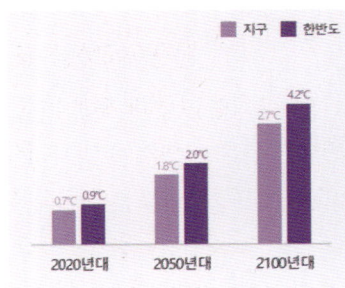
< 지구/한반도 평균 온도 >

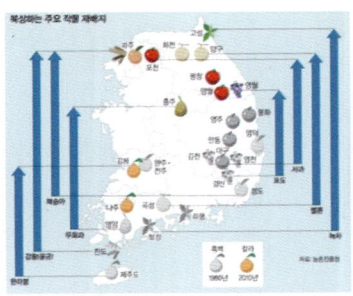
< 북방한계선의 북상 >

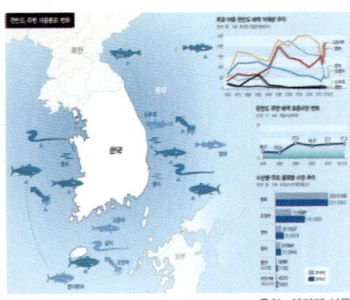
< 한반도 주변 어종분포 변화 >

다. 질병 유병률 변화[9]

질병관리청의 자료에 의하면 남성 5명 중 2명, 여성 4명 중 1명 비만으로 남성 비만율은 지속 증가 추세를 보이고 있다. 이는 외식의 증가로 인해 과식의 빈도가 높아지면서 지방 섭취비율 증가, 나트륨 과

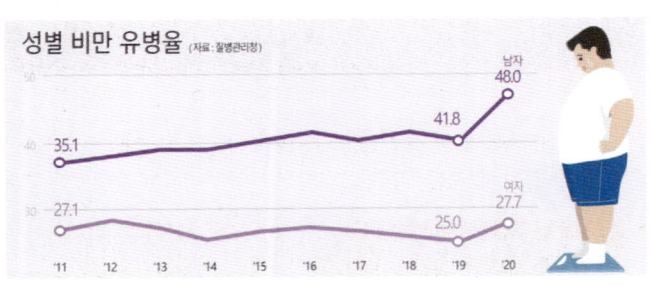

잉 섭취로 연결되고 있으며, 건강 증진을 위한 바람직한 식생활 습관의 중요성이 강조되고 있다.

라. 고령인구 증가[10]

최근 통계청 자료에 의하면 평균수명 연장, 출산율 저하로 인해 급격한 인구구조 변화를 겪고 있으며, 특히 65세 이상의 인구구성비는 지속 증가하는 것을 확인할 수 있다. 고령화사회(65세 이상 인구가 7% 이상) 2000년 진입 이후, 2017년 고령사회

---

[8] 농림축산식품부 & 식생활교육국민네트워크(2018), 『지속가능과 식생활』, 제1차시.
[9] 농림축산식품부 & 식생활교육국민네트워크(2018), 『지속가능과 식생활』, 제1차시.
[10] 농림축산식품부 & 식생활교육국민네트워크(2018), 『지속가능과 식생활』, 제13차시.

(65세 이상 인구가 14% 이상)로 변화, 2026년 초고령사회 (65세 이상 인구가 20% 이상), 2060년 전체인구의 40% 이상 노인인구로 변화가 전망되고 있어(통계청, 2019), 고령자 및 독거 고령자 가구 증가로 고령자 가구의 건강 및 식생활관리 필요성이 요구되고 있다.

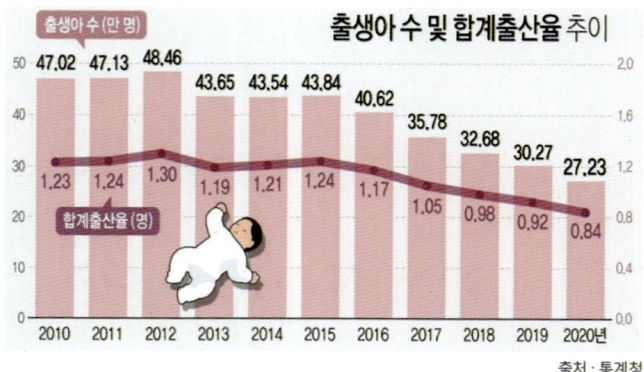

< 출생아 수 및 합계출산율 추이 >

마. 1인 가구 증가[11]

1인 가구란 혼인 여부와 상관없이 독립된 주거에서 혼자 생계를 유지하는 생활 단위로 일반 가구 중 혼자서 살림하는 가구를 말하며(1인이 독립적으로 취사, 취침 등 생계를 유지하고 있는 가구, 통계청, 2012), 근무지 변경, 배우자 및 자녀의 해외 유학 등으로 일시적으로 혼자 살아가는 경우도 포함하고 있다. 1인 가구는 국내산 식품, 지역산 식품, 친환경 식품에 대한 관심 저하, 영양 섭취 부족, 고령화, 여성 경제활동 참가 확대 등으로 지속 증가가 전망되고 있다(2024년 31.1% 예상).

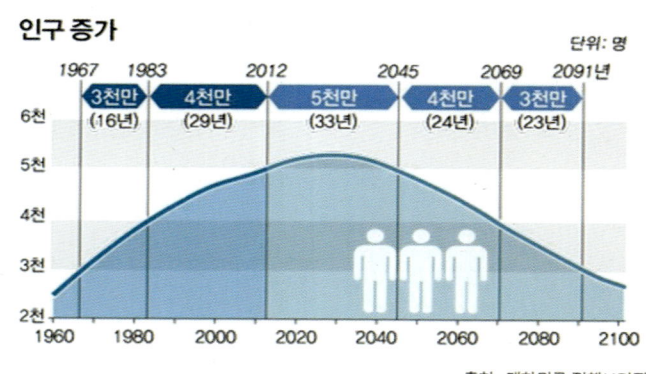

< 연령별 연령 대비 인구 구성비 >

바. 다문화 인구 증가[12]

국내 체류 외국인은 전체 국민 인구 대비 최근 5년간 연평균 8.5% 증가하고 있으며, 외국 노동력 증가, 결혼 이민자 증가, 외국 국적 동포 유입, 유학생 증가 등으로 지속 증가가 예상된다. 특히 중국, 베트남, 태국, 미국, 우스베키스탄, 필리핀 국적 순

---

11) 통계청(2020)
12) 농림축산식품부 & 식생활교육국민네트워크(2018), 『지속가능과 식생활』, 제13차시.

으로 다문화 인구 비율이 높은 편이다. 국제결혼의 증가로 다문화가족이 증가하면서 다문화사회로 변화하고 있는 경향을 보이고 있다.

다문화 가구의 식생활은 혼식, 편식, 비만, 영양결핍 등의 음식 문화 적응 문제 발생과 의사소통, 문화 차이에서 오는 인식, 생활 습관, 한국사회의 가부장적 가족문화에 대한 부적응 등 문제를 유발하게 되므로 다문화가정 아동과 부모가 함께 할 수 있는 식생활교육 프로그램, 한국 음식에 대한 이해, 다양한 섭취에 대한 필요성의 인식 개선 등이 필요하다.

3. 식생활 환경변화에 따른 식생활 문제

가. 식생활 환경변화에 따른 식생활 문제[13]

농림축산식품부에서는 아침 결식률 및 외식률 증가, 농작물 재배면적 변화 및 난류성 어종 감소, 식량의 해외 의존율 증가, 고령화와 1인 가구 증가, 대학생의 식생활 문제 등을 제시하고 있다.

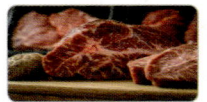
▶ 육류, 지방, 나트륨, 음료류의 섭취 증가, 과일 및 채소, 칼슘 섭취 저하, 아침 결식률과 외식률 증가
채소 섭취 증가 방법, 올바른 외식 방법, 가정식 만드는 방법, 저나트륨 식사 방법에 대한 교육 필요

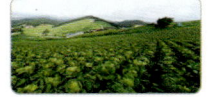
▶ 기온 상승으로 농작물 재배지 이동 및 재배면적 변화, 수온 상승으로 인한 난류성 어종의 감소
로컬 푸드 활성화, 텃밭 가꾸기, 아열대 작물에 관한 관심 등 필요

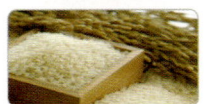
▶ 식량 및 식품의 해외 의존율 증가, 쌀 소비 감소
안전한 식품 선택 방법, 전통 음식 만들기에 대한 교육 필요

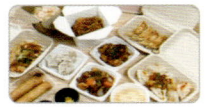
▶ 고령화와 1인 가구의 증가, 외식, 편의 식품, 배달 음식의 확대
착한 소비, 윤리적 소비 등 소비자 교육, 간편식·대용식 활용 방법, 올바른 외식 방법에 대한 교육 필요

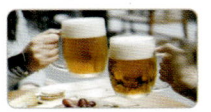
▶ 대학생의 식생활 문제 :
건강에 대한 관심 저하, 불규칙한 식사, 빈약한 아침 식사, 잦은 외식 및 야식, 편의 식품 이용 증가, 과다한 음주 등
올바른 식습관에 대한 관심과 이해 증진, 식생활 변화 등

<식생활 환경변화에 따른 식생활 문제>

---

13) 농림축산식품부 & 식생활교육국민네트워크(2018), 『지속가능과 식생활』, 제1차시.

나. 고령화사회의 식생활 문제[14]

노인기의 식생활 문제는 삶에 대한 욕망 감소와 식욕 상실과 건강 약화 및 과도한 약물 복용, 단순한 상차림으로 영양 부족 발생, 식생활 관련 지식과 정보 부족으로 균형 있는 영양 섭취 곤란, 영영 불균형 식사, 저작, 연하 장애, 만성질환 증가, 감각(미각, 시각, 후각) 둔화, 식단의 단순화 등을 들 수 있으며, 농림축산식품부의 어르신을 위한 바른식생활을 참조하여 노인기 식생활 관리가 필요하다.

다. 1인 가구와 식생활

1인 가구는 혼자 식사하는 비율이 높고, 하루 평균 혼자 식사 횟수는 두 끼로 혼자 식사하는 비율이 높고, 식사를 해결하는 방법은 직접 요리, 반조리식품, 음식배달 순이며, 주류, 주스, 음료, 커피 등 기호성 식품 비중이 증가하고 있고, 당류 및 과자류, 육가공품 지출 비중이 저하하고 있다.

1인 가구의 식생활 문제 해결 방안으로 규칙적인 아침식사와 밥 위주의 식사, 가급적 외식 횟수 줄이기, 골고루 먹기, 싱겁게 먹고 짜지 않게 먹지 않기, 포화지방산과 콜레스테롤 섭취 주의, 즐거운 마음으로 천천히 먹는 식사습관 등이 필요하다.

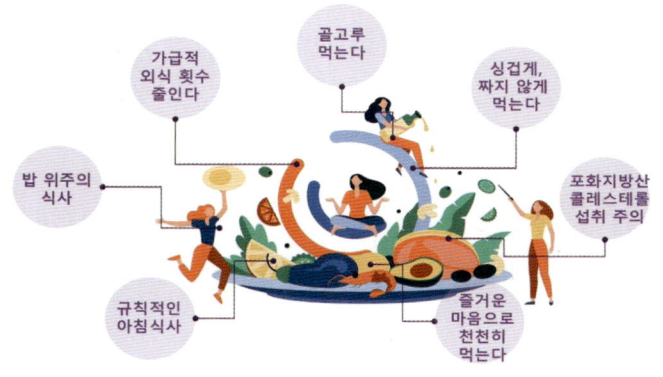

<1인 가구 식생활 문제 해결 방법>

---

14) 농림축산식품부 & 식생활교육국민네트워크(2018), 『지속가능과 식생활』, 제13차시.

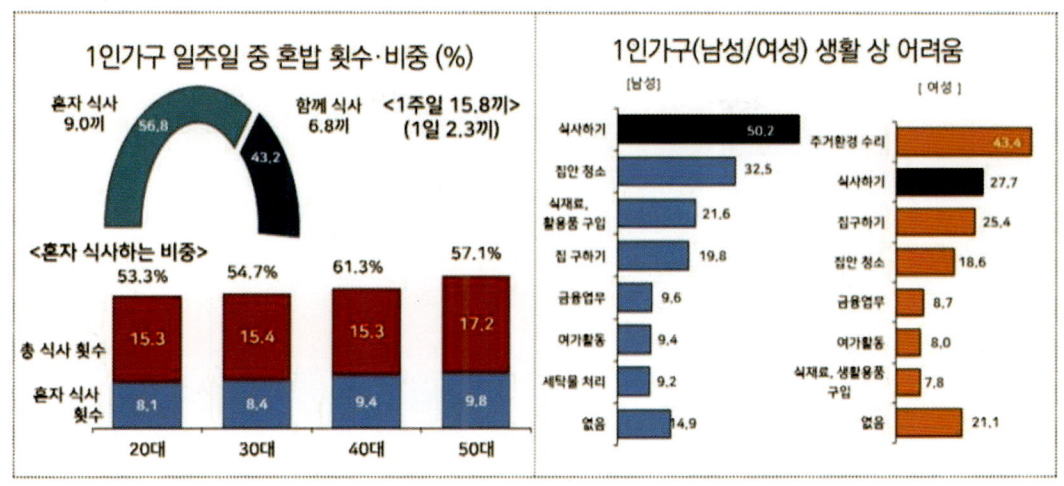

<1인 가구의 일주일 중 혼합 횟수와 비중(국가 먹거리 종합전략, 2020)>
자료 : KB금융지주 경영연구소(2019), '2019 한국 1인 가구 보고서'.

Ⅲ. 식생활과 건강

1. 식생활에 대한 소비자 인식

가. 식품에 대한 소비자의 관심 변화

　'70~'80년대에는 식품에 초점이 맞춰져 있어 배부르게 먹을 수 있는 음식에 만족하였으나 '80~'90년대에 들어서는 식품의 맛에 초점을 맞추고 맛있는 음식을 선호하는 경향을 보였으며, '90년대부터 현재까지는 식품에 의해 발생하는 다양한 문제에 관심이 맞춰지면서 식품 안전에 초점을 맞추고 식품안전과 건강에 관심을 두고 있다.

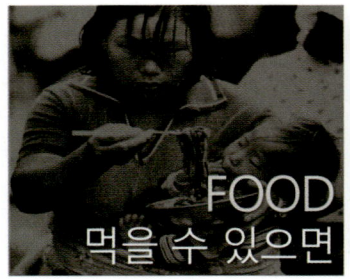
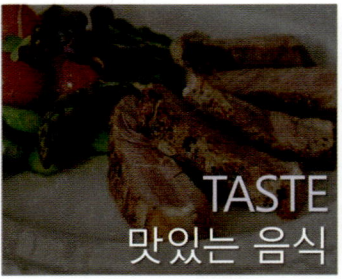
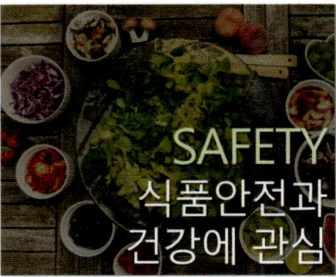

나. 식품 소비 주요 키워드

식품 소비 주요 키워드는 건강·안전지향, 고급·다양화, 간편화, 합리화, 윤리적소비이다. 건강·안전지향은 지방, 다이어트, 건강식품, 샐러드에 관심이 높고, 고급·다양화는 다양한 맛, 프리미엄, 레시피, 전문점에 관심이 높으며, 간편화는 간단·간편식, 편리·편의점, 어플, 합리화를 저렴·실속, 푸짐, 실속가격비교, 윤리적소비는 자연, 유기농에 소비자의 관심이 높은 것을 알 수 있다.

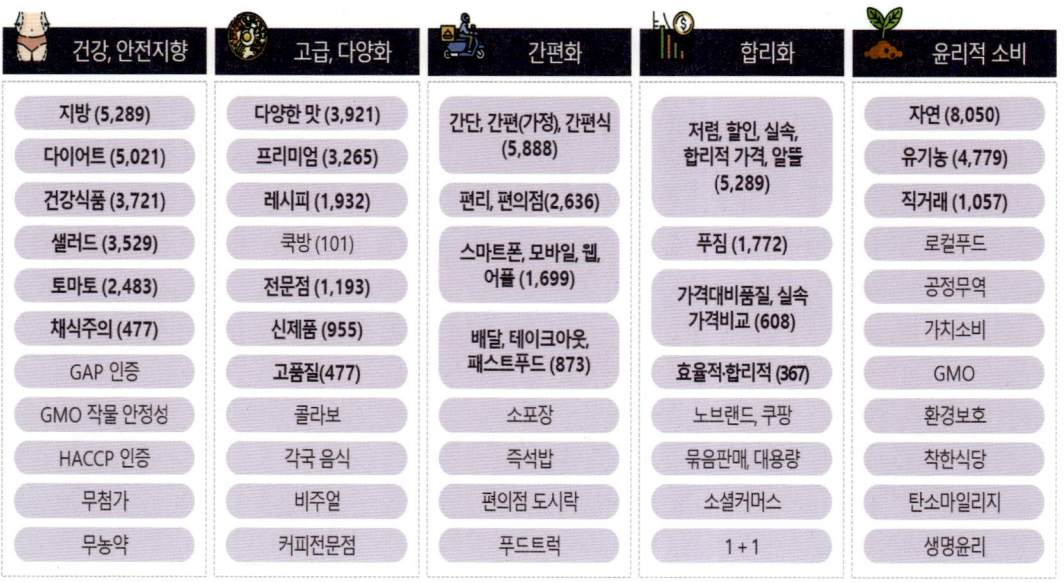

다. 식생활 오염의 원인

식생활 오염은 제철 자연에서 길러진 생명 그 자체로의 먹거리 감소와 인공적으로 재배된 먹거리의 증가, 우리 땅에서 자란 농산물 감소, 지역적으로 떨어진 외지에서 들어온 수입 식품 증가, 자연에서 성장한 식품 감소, 재배, 가공, 유통과정에 화학물질이 첨가되는 식품 증가, 알맞은 양을 섭취하기보다 외식 등으로 지나치게 많은 음식물 섭취, 손수 만들어 먹는 음식에서 공장에서 대량생산된 획일화된 음식 선호, 식품성 식품 중심에서 동물성 식품 중심으로 변화, 회식, 파티, 피로연 등 각종 모임 등에서 제공되는 행사음식 과다 섭취 등으로 인해 점차 증가하고 있다.

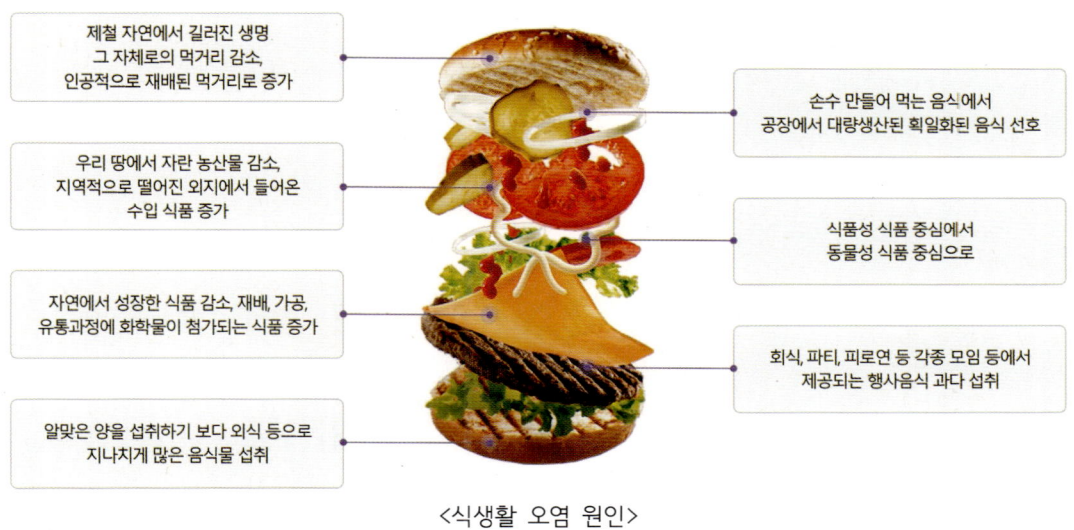

<식생활 오염 원인>

2. 식생활과 건강

가. 바른 식생활 필요성

바른 식생활은 균형 잡힌 식생활 실천을 통해 국민건강증진 및 삶의 질을 향상시키고, 다양한 질병을 예방하며, 음식물 쓰레기 절감, 환경오염 최소화 등을 통한 사회적, 경제적 비용 절감 효과를 가져오고, 실과교육, 가정과교육, 인성교육 등으로 실천 가능한 학교 교육 내실화, 전통식 문화 계승 발전과 지역 경제 활성화에 기여하며, 우리 농식품의 소비확대와 농업·농촌의 가치 확산 도모를 위해 필요성이 증가되고 있다.

바른 식생활의 실천을 위해 다음과 같은 5가지 조건이 제시되고 있다.

바른 식생활 실천 5가지 조건	
조건	실천 내용
제때에	신체 리듬에 맞춰 규칙적으로 식사하는 것이 매우 중요, 특히 아침은 자동차에 시동을 걸듯이 인체에 시동을 걸어주고 생활의 활력을 주므로 꼭 챙겨 먹어야 함
골고루	영양소는 한 가지 식품에 균형 있게 함유되어 있는 것이 아니라 여러 종류의 식품에 골고루 포함되어 있으므로 영양적으로 균형 잡힌 식사를 하려면 다양한 식품을 골고루 섭취하여 부족한 영양소가 없도록 해야 함
알맞게	표준 체중을 유지하기 위해 신체 조건이나 활동량에 맞게 하루에 필요한 적정 열량을 섭취하면 비만과 성인병을 예방할 수 있음
싱겁게	소금 과잉섭취는 고혈압, 위암 등 주요 원인이 되므로 건강을 위해 소금 섭취를 줄임
즐겁게	식사는 가능한 여럿이 함께 하며, 가족끼리 즐겁게 하는 식사는 '육체의 영양' 뿐 아니라 '마음의 영양'을 풍부히 얻을 수 있음

나. 국민공통식생활지침

보건복지부에서는 건강한 식생활을 위해 일반 대중이 쉽게 이해할 수 있고 일상생활에서 실천할 수 있도록 제시하는 권장 수칙으로 「한국인을 위한 식생활지침」을 마련하고 있다[15].

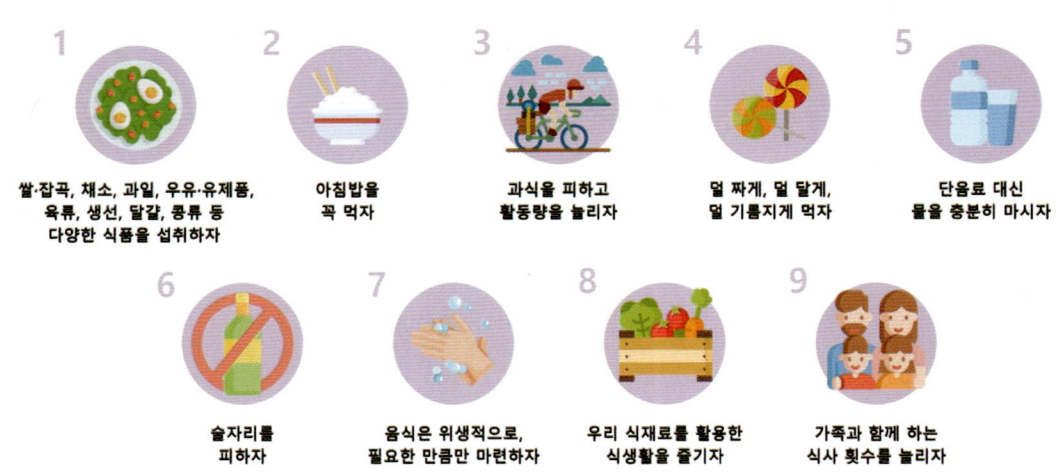

---

[15] 보건복지부(2021.04.15.), 건강한 식생활을 실천해요! 정부 「한국인을 위한 식생활지침」 발표

다. 바른 식생활 방향[16]

농림축산식품부는 바른 식생활의 방향으로 다음과 같은 사항들을 제기하고 있다.
- 한식(발효음식, 종가음식, 사찰음식, 궁중음식)과 향토음식, 로컬푸드 실천
- 친환경 농산물, 슬로푸드(Slow food)와 건강식(Health food) 섭취
- 전통음식문화의 보존과 계승
- 음식문화유산의 계승 및 전통식품명인 기술 인증
- 농촌 식생활 체험관광 실천
- 동물복지와 슬로 미트(Slow meat) 실천
- 식품체계의 투명성 요구
- 채소류와 과일류 섭취
- 신토불이(身土不二), 집 근처에 텃밭 가꾸기의 실천
- 제철농산물 꾸러미, 농산물 직판장, 지역지원 농업을 통한 지역 농업 지원
- 음식 윤리 실천
- 식품표시기준 정보 바르게 알기
- 자녀와 식사하고 자녀와 요리를 통해 요리기술 가르치기

---
[16] 농림축산식품부(2018). 지역농산물과소비자연계강화를위한식생활교육방향.

제 2 장 식생활 현황

Ⅰ. 식생활 현황

1. 식생활 경향[17]

가. 연도별 식품군별 1일 평균 섭취량 현황

음료류와 육류, 우유류 섭취량은 연차적으로 지속 증가하고 있으며, 특히 음료류의 증가량이 높은 경향을 보이고 있고, 채소류와 곡류, 과일류 섭취량은 감소하는 경향을 보이고 있다.

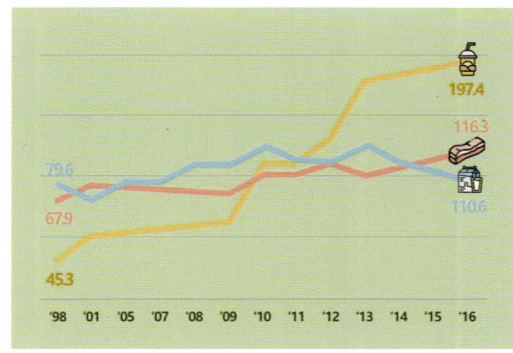

<음료류/육류/우유류 섭취량>

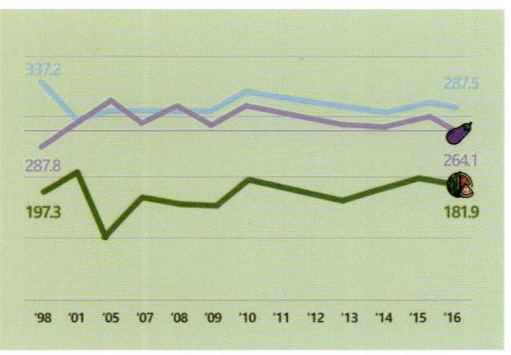

<채소류/곡류/과일류 섭취량>

반면, 코로나19 이후 농축산물 구매량은 수입산 농축산물 구매비율은 감소하고 국산농축산물의 구매비율은 증가하는 경향을 보이고 있으나 2018년 기준 양곡자급률은 50%에도 미치지 못하는 것으로 조사되고 있다[18].

---

17) 농림축산식품부 & 식생활교육국민네트워크(2018), 『지속가능과 식생활』, 제1차시.
18) 국가 먹거리 종합전략 수립 연구(2020), 대통령 직속 농어업·농어촌특별위원.

나. 아침 결식률 증가

아침식사 결식률은 지속 증가 추세를 보이고 있으며, 아침식사 결식률은 19~29세가 가장 높은 경향을 보이고 있고, 12~18세, 30~49세, 50~64 순으로 나타나 학업에 몰두하는 시기와 경제활동을 하는 시기의 결식률이 높은 것을 알 수 있다[19].

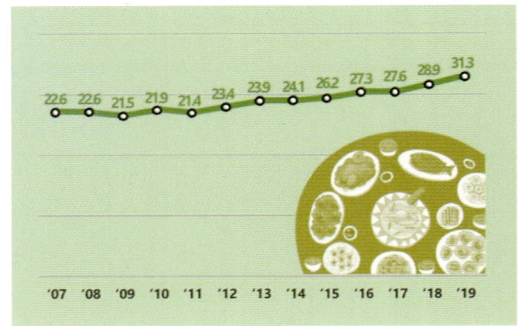

<아침식사 결식률 추이>

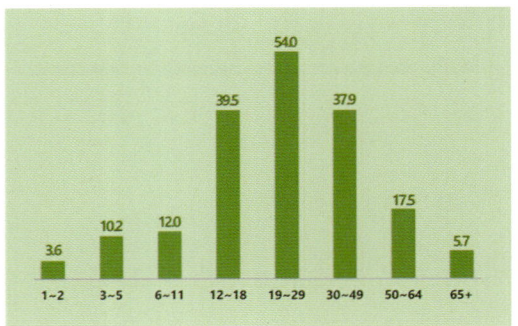

<연령별 아침식사 결식률 현황>

다. 외식 증가 경향

과거에는 가정식 위주의 식생활이 주를 이루었으나 현재는 가정 외에서 만든 식품을 섭취하는 비중이 전체 식품 섭취의 절반 이상 비중을 보이고 있다.

외식의 경향은 하루 1회 이상 외식률이 지속적으로 증가하고 있으며, 남성이 여성보다 외식률이 약 2배 가량 높아 남자가 여자보다 높은 외식 수준을 보이고 있다. 또한 30~49세에 남성의 외식률이 여성의 약 3배로 최대이며, 연령이 증가하면서 외식률은 감소 경향을 보이고 있다.

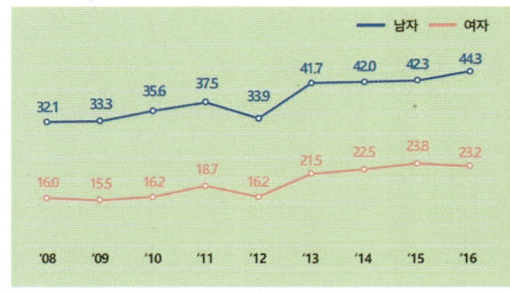

<연도별 하루 1회 이상 외식률>

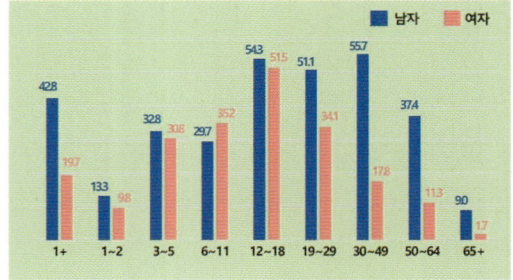

<연령별 하루 1회 이상 외식률>

---

19) 국민건강통계(2019)

2. 생애주기별 식생활 경향[20]

가. 생애주기 특성 현황

고령층은 근육량 감소로 인한 필요 에너지 부족과 면역기능 저하, 장의 칼슘흡수능력 감소, 피부의 비타민D 합성 저하, 미각과 후각의 감퇴 등 생리적 변화가 발생하게 되며, 고령층의 식생활은 영양을 갖춘 식단 구성을 하지 않는 경향을 보이고 있어, 균형식과 노인기에 맞는 영양섭취 필요성이 증가하고 있다.

최근 사회적 변화의 두드러진 특징은 1인 가구의 증가 추세이며 이로 인해 식생활은 가족 중심에서 개인 중심으로 이동하고 있다. 식품은 소용량제품, 조리식품 등의 간편식 수요가 증가하고 온라인과 편의점을 통한 식품 구매가 증가하는 경향을 보이고 있다. 가정간편식의 국내 시장 규모는 지속 증가하고 있으며, 2022년은 약 7조원으로 추정되고 있다[21].

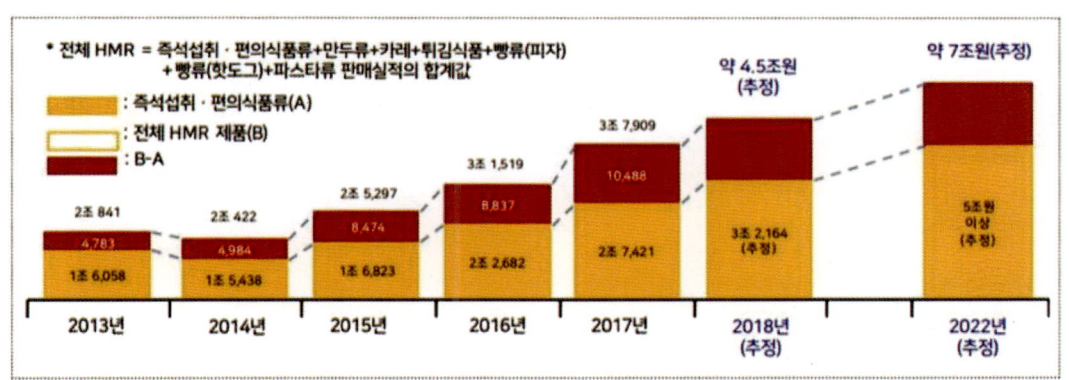

<가정간편식(HMR) 국내 시장 규모(국가 먹거리 종합전략(2020)>
자료 : 농림축산식품부·한국농수산식품유통공사(2019). '2019 가공식품 세분시장 현황'.

청소년이 편의점에서 끼니를 해결하는 가장 큰 이유는 가격이 저렴해서이며, 일주일에 1회 이상 편의점에서 식품을 구매하고 있고, 높은 빈도를 보이고 있는 상품은 라면, 백반, 빵, 김밥, 샌드위치 순으로 조사되었다.

---

20) 농림축산식품부 & 식생활교육국민네트워크(2018), 『지속가능과 식생활』, 제1차시.
21) 국가 먹거리 종합전략 수립 연구(2020), 대통령 직속 농어업·농어촌특별위원.

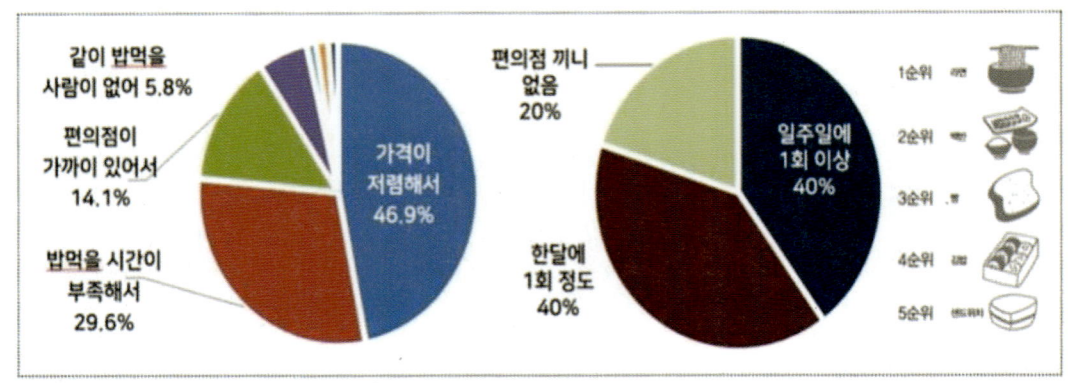

<청소년이 편의점에서 끼니를 해결하는 이유와 빈도(국가 먹거리 종합전략, 2020)>
자료 : 서울시 먹을거리 실태조사(2011); 오유진(2016)에서 작성

나. 연령별 과일·채소 500g 이상 섭취 현황

과일 및 채소를 충분하게 섭취하는 사람은 3명 중 1명이며, 남성이 여성보다 많이 섭취하고 있다. 50~64세 연령층의 남성과 여성이 가장 충분하게 섭취하고 있고, 29세 이하의 섭취율이 낮은 경향을 보이고 있다.

<연령별 과일·채소 500g 이상 섭취 현황>

다. 연령별 지방 과잉 섭취 현황

지방을 많이 섭취하는 사람은 5명 중 1명이며, 전체적으로 남성이 여성보다 많이 섭취하고 있고, 19~29세 연령층의 남성과 여성이 가장 많이 섭취하는 경향을 보이며, 65세 이상이 가장 적게 섭취하고 있다.

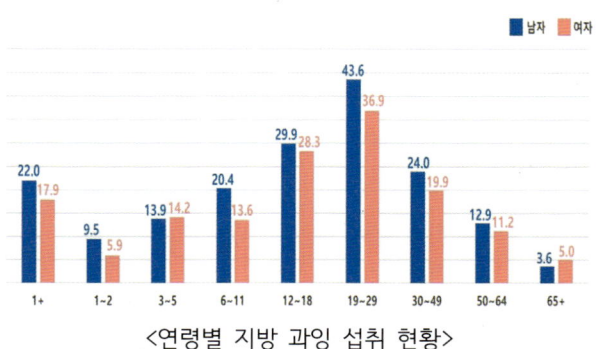

<연령별 지방 과잉 섭취 현황>

라. 연령별 나트륨 목표량 이상 섭취 현황

나트륨을 많이 섭취하는 사람은 5명 중 4명이며, 남성이 여성보다 많이 섭취하고 있고, 50세부터 섭취량이 감소하는 경향을 보이고 있다.

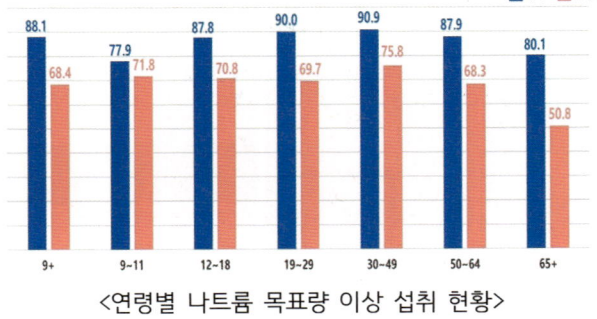

<연령별 나트륨 목표량 이상 섭취 현황>

Ⅱ. 국내외 식생활 정책

1. 국내 식생활 정책(국가 먹거리 종합전략)[22]

가. 국가 먹거리 종합전략

먹거리 체계 내 연계를 이해하고 문제를 해결하는 접근법으로 먹거리에 대한 사회적 행동 결정을 내리기 위한 계획이며, 먹거리 문제 시정을 위한 정책결정 등을 반영한 공공영역에서의 계획적 대응전략 활동을 말한다[23].

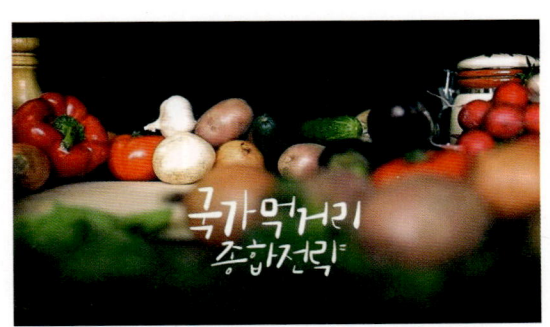

<국가먹거리 종합 전략(https://youtu.be/JMEjUZBnM_8)>

나. 국가 먹거리 종합전략 추진배경

국가 먹거리 종합전략은 먹거리 문제에 대한 사회적 인식 변화에 대응 및 누구나 보장받아야 할 기본권으로 양적·질적 먹거리 보장, 먹거리 체계의 문제점을 넘어 사회적 불평등 해소, 먹거리를 매개로 사회문제를 해결하는 현실적인 정책과 전략 추진

---

22) 국가 먹거리 종합전략 수립 연구(2020), 대통령 직속 농어업·농어촌특별위원.
23) 국가 먹거리 종합전략(https://youtu.be/JMEjUZBnM_8)

(먹거리 종합전략 추진의 고도화), 지속가능한 먹거리 선순환 체계(생산·유통·소비·순환) 구축, 체계 관련 건강·보장·환경·사회·경제영역의 정책과제 통합 추진에 그 배경을 두고 있다.

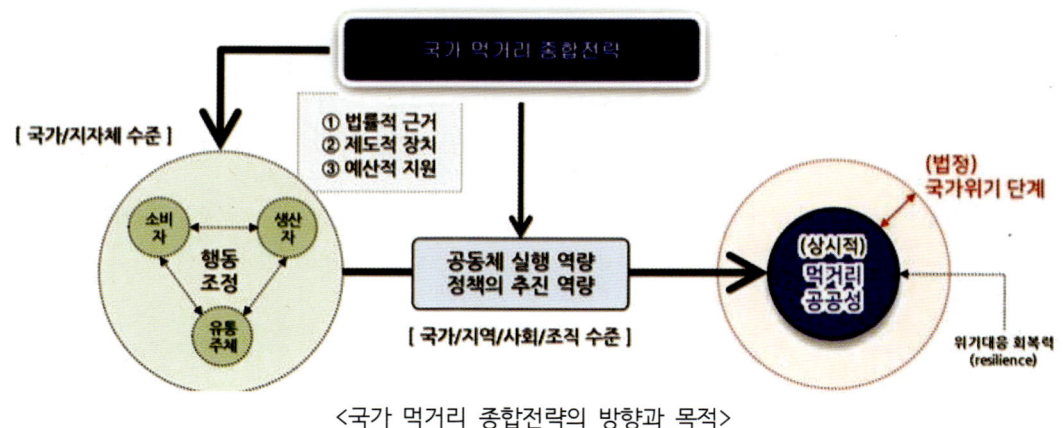

<국가 먹거리 종합전략의 방향과 목적>

다. 국가먹거리 종합전략 관련 이슈

1) 건강과 만찬

위해물질 및 잔류농약 검출, 안전성 문제가 우려되는 GMO 농수산물과 식품 수입량 증가뿐만 아니라 집단 식중독 사고는 단체급식의 안전성, 식재료 안전성과 위생에 대한 문제로 인한 **먹거리에 대한 불안과 신뢰 위기**를 느끼고 있으며, 농수산물의 산지 폐기, 가정, 음식점 등에서 발생하는 식품손실은 환경문제로 지목되고 있다. 농약과 화학비료 총사용량 감소는 대체로 미비하고, 화학비료 사용량은 오히려 상승 추세로 **식품폐기 환경문제와 고투입 농업에 대한 우려**의 목소리가 높아지고 있다. 1인 가구와 독거노인, 맞벌이가구의 증가로 개인 식생활 소비행태가 다변화하여 간편식 수요가 증가하고 있으며, 청소년은 주5일 이상 아침식사 결식(35.7%), 주3회 이상 패스트푸드 섭취(25.5%) 비율이 매년 증가하는 등 **소비자의 식생활 소비행태가 변화**하고 있다.

2) 안보와 보장

코로나19 팬데믹으로 국제곡물 가격이 급상승하고 식량안보 중요성에 대한 국민적 인식이 전환되고 있으며, 국민 밥상까지 수입산 식재료에 대한 의존도가 높아진 상황에서 식량안보에 대한 우려가 증가하는 등 **식량안보와 먹거리 위기가 확대**되고 있다. 안전한 국내산 먹거리의 안정적 공급을 위해 곡물 식량자급률 향상 필요성이 높아지고, 안심하고 섭취하는 건강한 먹거리 로컬푸드가 확산되는 등 **건강·안전 먹거리 생산이 강조**되고 있다. 건강·안전 먹거리 공급은 도매시장, 로컬푸드, 생협, 산지유통조직 등 다양화되고 있으며, 도매시장 기능 약화, 거래물량과 거래금액 감소세, 지방도매시장 역할·기능 재편 필요성 증가 등 **먹거리 접근성과 공급 채널이 다양화**되고 있다.

3) 상생과 공생

미래세대(청년층) 사회적 배제가 심화되는 사회구조, 먹거리 사회적 관계(정체성) 사회적 이슈 확산, 재정 자립 여건에 따라 공공먹거리급식지원의 지역별 수준 격차 발생 등 **경제·사회적 먹거리 소비 양극화** 현상이 발생하고 있으며, 통합적 정책접근과 정책시행 연계 필요성, 국가 단위에서 지역(광역+기초)을 아우를 수 있는 수준의 먹거리 정책 간 연계 필요성 증가, 공공급식 등 지방 사무로 이관된 정책환경 변화로 지역 여건에 따른 먹거리 정책 편차 대응 등 **먹거리의 사회적인 관계성 강화가 필요**하다.

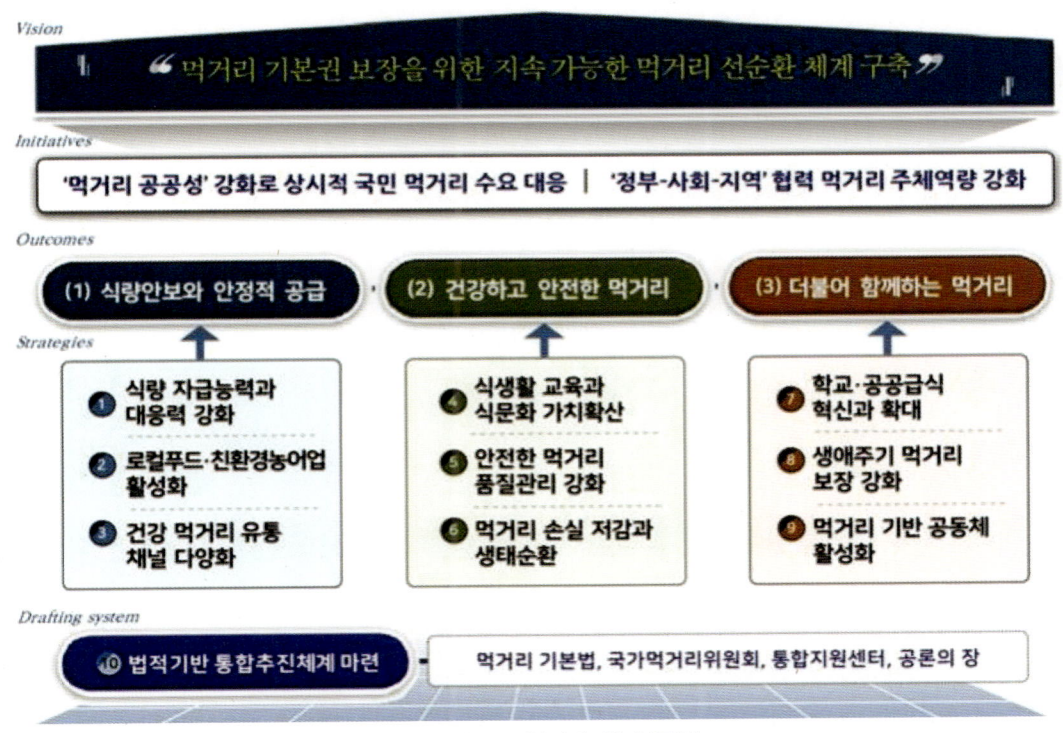

<국가 먹거리 종합전략 체계(종합)>

2. 국외 식생활 정책

가. 영국

1) Food in Schools 프로그램

영국은 식생활을 위해 교육부(Department for Education)와 보건부(Department for Health)가 협력하여 식생활교육을 강화하고 있다.

Food in School 프로그램은 학교 교육과정에서 학생들에게 종합적인 식생활교육이 이루어질 수 있도록 교사들에게 식품과 조리에 대한 기술 및 지식을 이해하고 개발하는 기회를 제공하는 교육훈련 프로그램이다. 교사 활용 매뉴얼 개발 후 약 200여 개 연구학교에 시범실시 후 2008년부터 5학년 이상 학습에서 요리강좌(Cooking Class)를 의무 실시하도록 하고 조리시설 설치 등을 지원하고 있다.

주요 목표는 식품과 영양교육에서 교사의 자신감 및 능력 향상, 학생의 조리경험 향상, 식사, 영양, 건강한 식생활, 푸드 체인의 원리, 식품위생 및 안전 향상, 건강한 학교 식생활 핵심주제 지원, 식품 이슈 등에 대한 학교 간 네트워크 지원 등이며, 학교 교육과정을 통한 식생활교육뿐만 아니라 아침식사클럽, 건강요리클럽, 건강한 학교매점 등 학교 내에서 이루어지는 식품 관련 교과과정을 총체적으로 활용하는 프로그램을 통해 영국 어린이들의 비만 예방과 건강한 삶이 실현되도록 하고 있다.

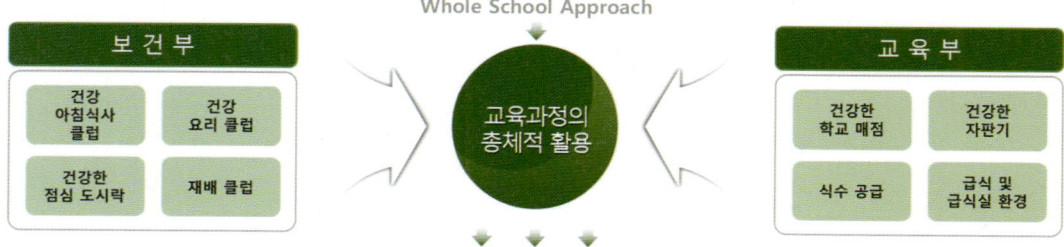

<영국의 Food in School 프로그램 개요>

2) 학교 교육과정 내 식생활교육 강화[24]

2013년 9월 영국 초등 및 중등의 Design and Technology 교과 내용에 'Cooking

---

24) 김정원(2014), 영국의 식생활교육 사례 고찰, (사)식생활교육국민네트워크.

and Nutrition'은 식품이 어디서 어떻게 재배되고 수확되고 가공되는지, 어떻게 조리하는지, 다양한 재료를 어떻게 사용하여 음식을 만들 수 있는지에 대한 일련의 전 과정을 포함하고 있다.

교육내용이 체계적으로 이루어질 수 있도록 교육단계를 1단계(초등 1~2학년), 2단계(초등 3~6학년), 3단계(중등 1~3학년)로 구분하여 단계별 세부 교육내용을 수립하고, 학생이 음식조리 포함 식생활 관리능력을 핵심적인 생활기술(Crucial Life Skill)로 채득할 수 있도록 다양한 교육을 제공하고 있다.

<영국의 식생활교육 단계별 주요 내용>

구분	주요 내용
1단계 (초등 1~2학년)	* 음식을 준비하기 위한 건강하고 다양한 음식의 기본 개념 * 식품이 어디에서 오는 것인지 이해
2단계 (초등 3~6학년)	* 건강하고 다양한 음식의 개념 이해 및 적용 * 다양한 요리방법 이용 맛있는 음식 요리 * 다양한 재료가 어디서 어떻게 자라고 재배되고 가공되는지 알고, 식품의 계절성 이해
3단계 (중등 1~3학년)	* 영양과 건강 개념 이해 및 적용 * 다양한 메뉴의 음식 요리로 자신과 타인에게 건강하고 다양한 음식 제공 * 다양한 조리기술 습득 * 다양한 재료의 근원과 특성 및 계절성 이해

3) 전문 민간단체의 요리강좌 활성화

영국은 Food For Partnership, Focus on Food, Children's Food Trust 등 식생활교육 관계자로 구성된 민간단체들의 식생활교육이 활발히 전개되고 있다.

㉮ Food For Partnership

학교와 지역사회 연계 영국 식문화 개선 및 변화를 목적으로 하는 단체로 The Soil Association, Focus on Food, Health Education Trust, Garden Organic, Royal Society for Public Health의 5개 식품 관련 단체가 소속되어 있다. 학교급식 개선을 위해 학교, 교사, 급식공급업체, 식품생산자, 학교, 보건전문가들이 함께 파트너쉽을 형성하고 학교급식에 건강하고 지속가능한 식품과 식품교육을 제공하며, 4,400개 학교가 참여하고 있다. 학교 점심시간을 활용하여 지역 제철농산물이나 유기농식품 정보를 제공하고 농장방문, 조리, 재배 등을 수업과 연계하며 농장 활동을 통한 농산물 재배 및 조리활동 활성화를 추진하고 있다.

㉴ Focus on Food

1998년 학교 식생활교육 및 국민 건강 급격한 저하에 따라 더 나은 식생활과 식품교육 실시 캠페인을 실시하고 있다. 최신설비를 갖춘 버스가 학교를 방문하여 교사 및 학생, 지역주민에게 조리기술을 가르치는 쿠킹버스를 운영하며, 요리강좌에 필요한 교육교재 및 교구 등을 제작하여 판매한다.

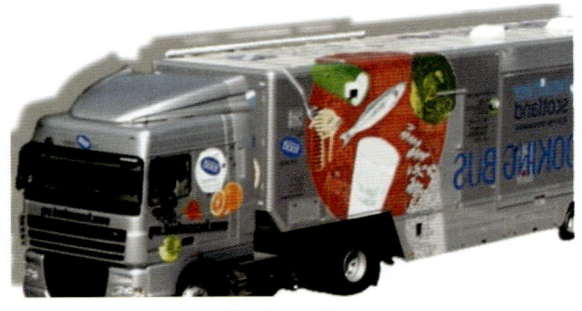
<Cooking Bus>

㉵ Children's Food Trust

어렸을 때부터 가정, 학교 등에서 균형잡힌 식사를 할 수 있도록 조리기술과 식생활 및 식품교육을 실시하는 것으로 위원회는 식품공급자, 학교급식업체, 의료전문가, 보건전문가, 조리사, 마케팅, 관리전문가 등 다양한 분야 관계자로 구성되어 있고, 활동팀은 전직급식전문가, 교사, 어린이영양 연구, 학교 식품관리분야 전문가로 구성되어 있다.

나. 이탈리아

1) 학교 과일 계획(School Fruit Scheme)

유럽연합(European Union, EU)은 국가 아동 비만 증가와 과일 섭취량 부족에 따라 2008년 11월 유럽연합 전역에 과일과 채소를 6~10세 학생에게 제공하는 프로그램을 승인하여 2009 하반기부터 시행하고 있다. 이탈리아 농업식품임업정책부(Ministry of Agricultural, Food and Forestry Policies)는 6~11세 초등학생에게 과일채소 섭취량 증대, 건강하고 균형잡힌 식생활교육, 국내 생산 과일·채소 인지도 향상을 목표로 학교 과일 계획(School Fruit Scheme)을 도입하였다.

오전 3시간 수업 후 15분 휴식시간에 무상으로 과일이나 채소를[25] 제공하고 과일·채소 공급뿐만 아니라 교육농장, 가공센터, 파머스마켓 방문, 학교 텃밭, 교사대상 교육 실시 등을 하고 있다. 농업식품임업정책부는 과일·채소 섭취 중요성 관련 교육자료를 교사와 학부모에게 배포하고 웹사이트를 구축하여 운영하고 있다.

---

25) 종류는 살구, 체리, 멜론, 오렌지, 수박, 귤, 무화과, 배, 딸기, 키위, 레몬, 사과, 만다린, 자두, 복숭아, 포도, 당근, 회향, 샐러리, 방울토마토 등

2) 학교를 통한 식생활교육 강화

이탈리아의 교육대학연구부(Ministry of Education, University and Research)는 2011년 9월 식생활교육 지침서(Linee Guida per l'educazione alimentare nella scuola italiana)를 발표하고 School and Food(2009~2015) 계획을 수립하여 추진하고 있다. 이탈리아 교육시스템에 식생활교육을 접목하여 실행하며, 과일과 채소 소비 장려, 생산자와 소비자간 긴밀한 관계 형성, 어린이나 청소년들이 다양한 경험과 정보를 평가하여 선택할 수 있는 능력배양이 교육을 제공하는 목표이다.

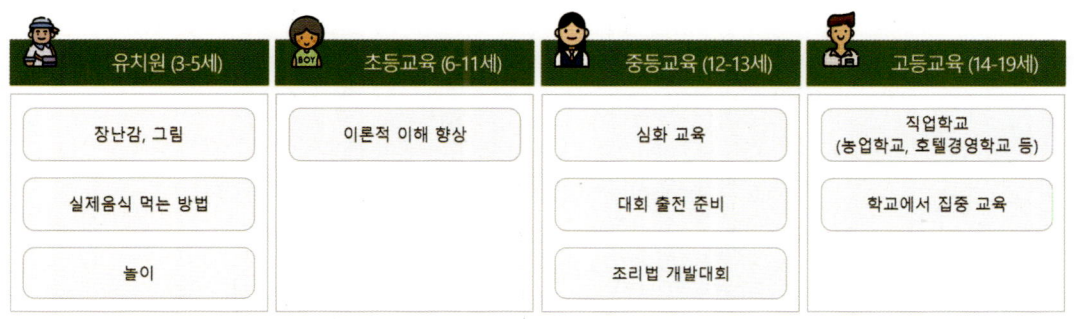

<이탈리아 연령대별 식생활교육 내용[26]>

다. 프랑스

1) 국가식품 프로그램

농림수산식품부는 2010년 식품과 프랑스 식품모델 문제를 통합하고, 농업, 보건, 소비, 환경, 관광, 문화 등에서의 분야별 문제를 포괄할 수 있는 국가식품 프로그램(National Program for Food)을 발표하였다. 실행계획은 식품, 소비자, 식품분야 구성요소 중 종사자, 문화 및 식품유산 관계 4개 목표와 2개 수단으로 구성하였다.

또한 학교급식 규정(New Food Law for French School Cafeterias)을 마련하여[27] 일주일에 1회 이상 튀긴 음식 제공 금지, 지방 및 당분함량이 높은 음식 자제, 식단의 절반을 신선한 과일·채소, 조리된 채소로 구성 등의 내용을 포함하고 있다.

---

[26] 정해랑(2014), 이탈리아 식생활교육 사례, (사)식생활교육국민네트워크.
[27] 최정숙(2014), 프랑스 식생활·식품정책, 농촌진흥청 국립농업과학원.

<프랑스 학교급식 규정 포함 과제>

구분	상위과제	세부과제
목표	Ⅰ. 모든 국민이 질 좋은 식품을 섭취할 수 있도록 한다.	1. 취약계층을 잘 먹인다. 2. 학교에서 좋은 식습관을 갖도록 가르친다. 3. 의료·요양시설 급식을 개선한다. 4. 노년기 음식을 개선한다. 5. 형무소, 재활시설 급식을 개선한다
	Ⅱ. 식품 공급을 개선한다.	1. 필요요소 혁신을 위해 민관 협력기관·단체, 자원봉사자 활동을 전파시킨다. 2. 환경적, 영양적, 감각적으로 우수한 품질의 다양한 채소를 개발한다. 3. 생산자와 소비자의 거리를 좁힌다. 4. 소비자의 안전을 위해 식품위생을 향상시킨다. 5. 지속가능한 생산을 장려한다. 6. 음식물 낭비를 줄인다.
	Ⅲ. 식품에 대한 지식과 정보를 향상시킨다.	1. 미래의 소비자, 젊은 세대를 육성한다. 2. 소비자를 교육한다. 3. 소비자에게 정보를 제공한다.
	Ⅳ. 유·무형 프랑스 전통식품과 요리를 발전시킨다.	1. 요리와 요리법에 대한 가치를 높인다. 2. 식품을 중요한 관광자원으로 만든다. 3. 프랑스 전통음식을 국제적으로 발전시킨다.
수단	Ⅴ. 지속가능하고 질 좋은 식품을 개발하기 위해 다양한 수단과 방법을 개발한다.	1. 식품 연구를 발전시킨다. 2. 환경과 자원을 보전하면서 소비자 건강을 향상시킬 수 있는 식품모델을 보다 잘 이해하고, 개발하는 연구를 촉진한다. 3. 음식과 음식을 위한 행위를 깊이 이해하기 위해 새로운 과학적, 인문학적 도구를 개발한다. 4. 공공정책의 사전 평가시스템 범위를 확대한다.
	Ⅴ. 긍정적인 신(新)식품정책의 가치를 향상시키는 소통수단을 개발한다.	1. 기존 공공·민간의 소통활동을 더 효율적으로 조직화한다. 2. 기업, 기관과 협력 대중에게 효과적으로 다가갈 수 있는 파트너를 발굴한다. 3. 소비자와 효율적으로 소통하는 방법을 찾는다.

2) 미각교육

프랑스 식생활교육의 가장 큰 특징은 미각이론과 조리과학에 대한 이해를 토대로 어린이 대상 미각 형성에 중점을 두고 있다는 것으로 1987년 초등학생 대상 쀠제와 삐에르(Puisaia & Pierre)의 아동미각교육 프로젝트(EduSens)를 전국으로 확대하면서 시작되었다. 어릴 때부터 미각을 발달시켜 EQ와 IQ를 향상시키고 새로운 음식에 대한 거부반응을 최소화함으로써 올바른 식습관을 형성할 수 있도록 하는 것이 미각교육의 목표이다.

국립농업연구소에서 개발한 미각교육은 10단계로 구성되어 있다.

1단계	시각, 청각, 후각, 미각, 촉각의 오감
2~7단계	다양한 맛과 그 맛을 인지하는 혀의 부위를 배우고, 시각, 청각, 후각, 미각, 촉각 등 감각기능 학습
8~10단계	식의 재료와 양념을 맛보고 평가하는 방법과 지역별 프랑스 토속음식 학습

<프랑스 미각교육 추진방향 및 세부방침[28]>

구분	세부내용
추진 방향	* 성장단계에서 기본적인 맛의 종류를 알게 한다. * 프랑스 전국의 요리자산 구성과 내용을 이해한다. * 미각 연마를 위해 조리체험이 필요하다. * 체험활동 경험을 글짓기와 말하기 등으로 표현하여 학습효과를 향상시킨다. * 개인 식생활 변화로 발생하는 사회적 문제 해결, 전통식문화 계승을 도모한다. * 초등고학년(10~11세) 대상 추진을 기본으로 하며, 교육은 지역정보센터 전문교육이 담당한다.
세부 방침	* 학생들의 미각을 기르고 전통요리를 제시하며, 맛이 좋고 영양가가 우수한 음식물을 장려한다. * 자신의 감각과 미각을 정확하게 표현하도록 훈련시킨다. * 식품제조법 및 성분에 대하여 설명한다. * 지역의 전통요리 및 특산물의 맛을 계승한다. * 향과 향신료, 기본 맛을 내는 능력을 기른다. * 식 공간(부엌, 기구, 식기, 조명, 음향 등)의 중요성을 강조한다. * 충분한 식사시간에 대해 언급한다(배식시간을 제외한 30분, 식후 휴식시간)

---

[28] 권순실 외(2014), 제2차 식생활교육 기본계획 수립을 위한 선진국 사례조사 보고서, 농림축산식품부·(사)식생활교육국민네트워크

라. 일본

1) 식육기본계획 수립 및 실행

일본은 2005년 6월 제정된 식육기본법(食育基本法)에 근거로 5년마다 기본계획을 수립하고 있다. 식육기본법은 국민 스스로가 먹을거리에 대한 지식과 관심을 갖도록 할 뿐만 아니라 일본 전통식문화의 계승 및 발전, 농어촌과 농어업 발전 및 활성화 도모가 목적이다.

<내각부 식육추진 주요 내용[29]>

구분	세부내용
식육기본시책 기획·입안 및 종합조정	* 식육에 대한 기본이념 설정, 부처 간 연계 실시 * 관련부처: 문부과학성, 후생노동성, 농림수산성, 소비자청, 내각부 식품안전위원회 등
식육기본법 제정 및 식육추진 기본계획 수립	* 식육기본법 제정: 2005년 6월 * 제1차 식육추진기본계획(2006~2010) 　기본방침, 식육추진 목표, 분야별 자발적 추진활동 제시 　범국민 운동 활성화: 식육의 달(6월), 식육의 날(매월 19일) 실시 * 제2차 식육추진기본계획(2011~2015) 　3대 중점과제: 생애주기별 지속적인 식육추진, 생활습관병 예방과 개선 식육추진, 가정에서 함께하는 식사(共食)를 통한 어린이 대상 식육추진 * 식육추진전국대회: 매년 6월(식육의 달) 개최
식육백서	* 식육기본법 제15조에 의거하여 매년 국회에 제출 * 2014년 백서 내용 　제1부: 제2차 식육추진기본계획, 민간단체와 연계한 식육추진 사례 소개 　제2부: 2013년 가정, 학교, 보육, 지역 식육추진 시책 및 신규사업 소개
조사 및 연구, 정보제공	* 식육에 관한 의식 조사 　조사내용: 식육 관심도, 식생활습관, 식품선택, 음식 및 식육 정보, 가족과 식사 　조사대상: 20세 이상, 3,000명 * 지역의 민단단체 활동사례 조사

---

[29] 권순실 외(2014), 제2차 식생활교육 기본계획 수립을 위한 선진국 사례조사 보고서, 농림축산식품부·(사)식생활교육국민네트워크

2) NPO법인 식생태학실천포럼

식생태학(食生態學)은 식생활과 자연, 사회, 경제 등 식생활과 관계된 모든 식환경의 공생을 이해하고 식생활 실천을 통해 지속가능한 식환경 만드는 것을 목표로 하며, NPO법인 식생태학실천포럼은 식생태학을 바탕으로 조사, 연구, 교재개발, 교육, 인재 육성 등 민간 부문에서 지역의 식육운동 추진 단체, 3·1·2도시락, 생선을 통째로 식육 전문가 양성 및 보급, 어린이 대상 식육 등이 있다.

3 : 1 : 2도시락(요리선택형 방식 교육교재)은 연령대별로 적합한 칼로리 도시락을 6등분하여 3은 주식, 1은 중심이 되는 반찬으로 생선, 육류, 계란, 콩 등의 단백질 요리, 2는 부가 되는 반찬으로 채소류, 해초류 등을 주재료로 만든 요리를 담는 것을 말하며, **생선을 통째로 식육 프로그램**은 식과 식육의 순환을 이해하고 일상생활에서 실천할 수 있도록 생선에 대해 배우는 식육 프로그램이다.

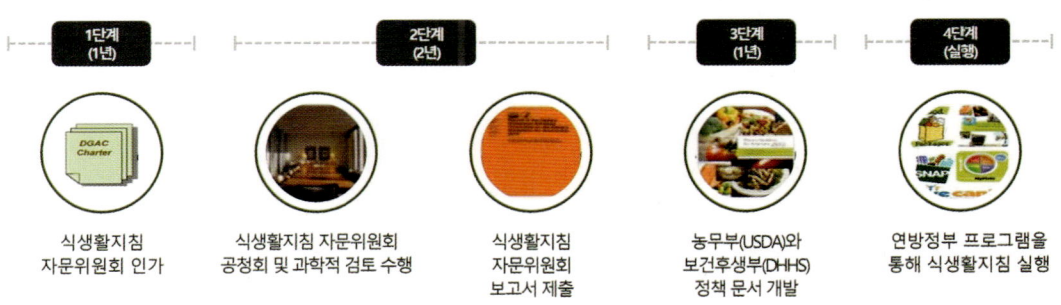

<3 : 1 : 2 도시락 교재>

마. 미국

1) 미국인을 위한 식생활지침 개발

미국 농무부(United States Department of Agricultuer, USDA)와 보건후생부(Department of Health and Srevices, DHHS)가 5년마다 교대로 작성하며, 2세 이상 미국인에게 과학적 기반을 토대로 수립한 식생활지침 제공을 목적으로 하고 있다.

1단계 (1년)	2단계 (2년)		3단계 (1년)	4단계 (실행)
식생활지침 자문위원회 인가	식생활지침 자문위원회 공청회 및 과학적 검토 수행	식생활지침 자문위원회 보고서 제출	농무부(USDA)와 보건후생부(DHHS) 정책 문서 개발	연방정부 프로그램을 통해 식생활지침 실행

2) 미국인을 위한 식생활지침 실행프로그램

미국의 영양정책증진센터에서 MyPlate(http://www.shoosemyplate.gov)를 개발하여 식생활지침 개발 및 보급하고 있다. 사이트에서는 소비자가 더 좋은 식품을 선택하고 건강하게 먹도록 지원하기 위한 영양권장표, 건강체중 유지 및 향상, 영양균형 유지, 고영양 식품 및 음료 소비를 핵심내용으로 설정하고 있으며, 과일과 채소 절반 채우기, 무지방 또는 저지방 우유로 바꾸기, 통곡물 절반 채우기, 식품 선택 시

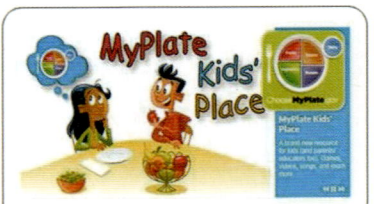
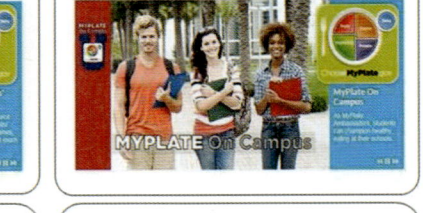
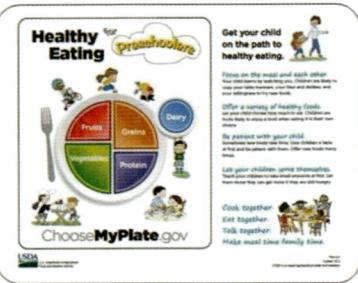
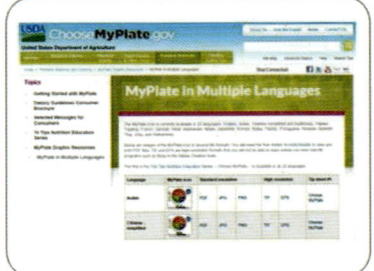

자료: MyPlate(choosemyplate.gov).

나트륨, 설탕, 포화지방 비교하기, 식품을 즐기되 적게 먹기, 큰 사이즈 음식 피하기, 활동적으로 행동하기, 음료수 대신 물 마시기 등을 중점적으로 전달하고 있다. 대상별 세분화 된 Myplate 및 언어별 Myplate를 제공하고 있다.

3) Super Tracker

Super Tracker는 무엇을 얼마나 먹을지 결정하고, 섭취한 식품과 신체활동 기록, 체중 등 개인화된 목표 설정을 통해 가상 코칭까지 받을 수 있는 맞춤형 영양 조언 온라인 도구이다.

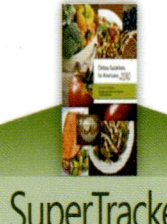

식생활지침 주제	체중관리를 위한 칼로리 균형	줄여야 할 식품과 식품 구성요소	늘려야 할 식품과 영향	건강한 식습관 패턴 구축
SUPER TRACKER의 특징	나의 계획	식품백과사전	나의 계획	나의 레시피
	식품 추적	나의 계획	식품 추적	나의 식품
	신체활동 추적	식품 추적	나의 5가지 목표	내가 좋아하는 식품
	나의 체중 관리	나의 5가지 목표	나의 보고서	
	나의 5가지 목표	나의 보고서		

Ⅲ. 식생활 지원 기관

1. 식생활교육국민네트워크(http://www.greentable.or.kr/)

(사)식생활교육국민네트워크는 식생활교육지원법 제정에 발맞춰 2009년 12월 17일 식생활 관련 건강, 영양, 조리, 환경, 교육, 의료, 보건, 식품, 언론, 출판, 방송, 종교, 농협, 생협, 농림수산업계 등 범시민, 사회단체가 참여하는 식생활교육국민네트워크를 창립하였다. 설립 목적은 식생활 관련 전반에 대한 국민적 이해와 인식을 높여 국민 건강 증진과 환경생태계 보전, 농어업 및 농어촌 활성화에 기여이다.

주요기능은 식생활교육운동의 전국적인 전개를 위한 범국민 네트워크 구축, 국민 개개인의 식생활 영위 능력 향상을 위한 사업, 전통식문화의 계승과 발전을 위한 사업, 농어업·농어촌의 활성화 및 식량자급율 제고를 위한 사업, 국내외 식생활 관련 단체 또는 기관과의 교류 협력 사업, 본 네트워크의 목적 달성을 위한 교육, 홍보·출판, 조사연구, 컨설팅, 정책개발사업, 정부 및 관련기관으로 부터 위탁받은 기관 운영이다.

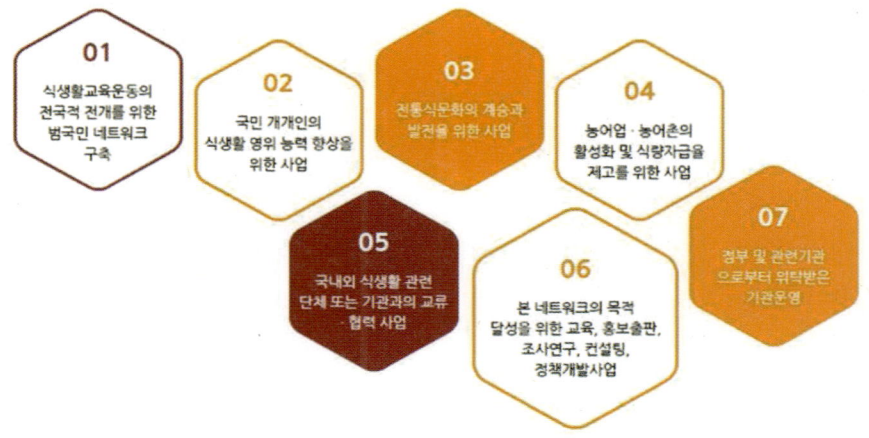

<(사)식생활교육국민네트워크 주요기능>

2. 식생활교육 관련 지원기관

식생활교육 관련 지원기관에 대한 정보와 지정 현황 등은 식생활교육국민네트워크에서 운영하고 있는 바른식생활정보114(http://www.greentable.or.kr/)에서 상세한 내용을 확인할 수 있다.

식생활교육은 가정 및 학교, 지역에서 목적 및 대상, 단체 특성 등을 고려하여 내실 있게 추진하기 위해 중앙행정기관과 지방자치단체, 민간조직(전국), 민간조직(지자체) 등과 유기적인 협력체계를 갖추고 추진되고 있다.

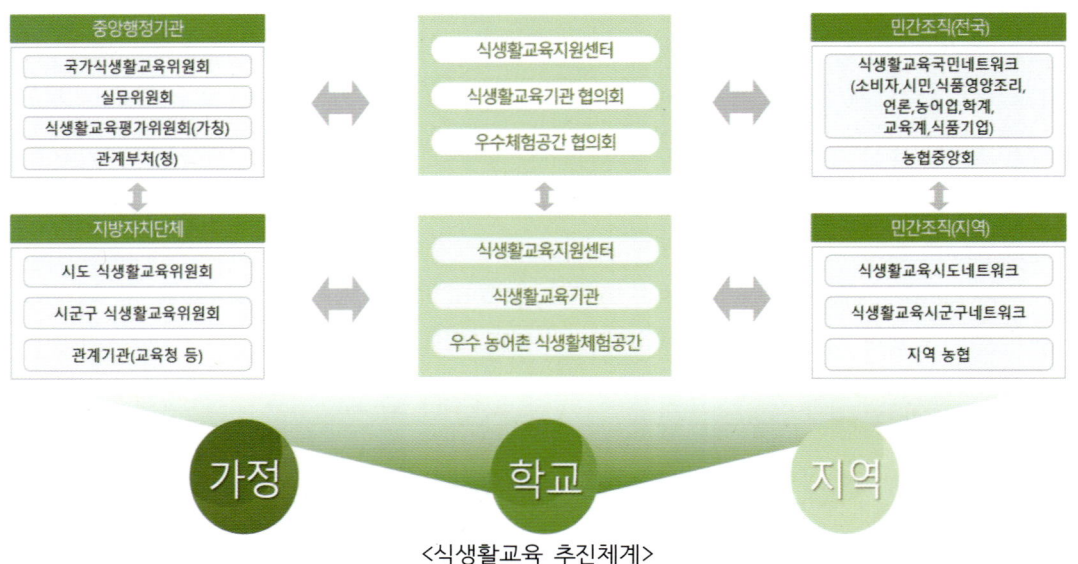

<식생활교육 추진체계>

가. 식생활교육지원센터

식생활교육지원센터는 범국민 식생활교육의 원활한 추진을 위해 농림축산식품부장관 또는 지방자치단체의 장이 식생활교육지원법 제25조 2항에 의거하여 지정한 전문성 있는 기관 또는 단체를 말한다. 현재 식생활교육지원센터로 지정되어 운영되고 있는 대표적인 기관이 식생활교육국민네트워크이다. 2013년 지정되어 전국 식생활교육지원센터의 중심체로 활동하고 있다.

식생활교육지원센터는 식생활교육 관련 단체의 식생활교육 추진 활동에 대한 정보의 수집 및 제공, 식생활교육 관련 단체 간의 협력망 구축 지원, 지역 농수산물 활용에 관한 교육 및 홍보 지원, 지역 특성에 맞는 식생활교육 교재 및 프로그램 개발 지원, 학교 등에서의 식생활교육 지원, 지역 식생활교육의 실태조사 및 개선방안 연구, 식생활교육 관련 단체의 식생활교육 추진활동에 대한 정보 수집 및 제공 등의 역할을 수행하고 있다.

나. 식생활교육기관(http://www.greentable.or.kr/PageLink.do)

식생활교육기관은 국민이 바른 식생활을 영위할 수 있도록 대통령령으로 정하는 바에 따라 국·공립 교육시설, 대학 및 관련 기관·단체를 식생활 교육기관으로 지정하고, 바른 식생활교육을 위한 전문 인력을 양성하여 유·초·중고 학생 및 일반인 대상 식생활교육 프로그램을 운영하는 기관을 말한다. 주요운영 방향은 국·공립 교육시설, 대학 및 식생활관련 기관·단체 중에서 지정 기준에 부합한 곳을 식생활 교육기관(교원 연수기관 포함)으로 지정·운영, 식생활교육 프로그램을 개발하여 지정된 교육기관에 제공, 교육교재개발, 교육 프로그램 운영, 교육시설·장비 등 교육환경 개선 지원, 식생활교육 전문 인력 집중 양성이다.

2021년 6월말 기준 지정 현황은 65개소이며, 아래 사이트에서 지정기관에 대한 세부 정보를 확인할 수 있다.

<연도별 식생활교육기관 지정 현황(http://www.greentable.or.kr/PageLink.do)>

'10	'11	'12	'13	'14	'15	'16	'17	'18	'19	'20	'21	합계
16	6	4	24	3	2	2	2	2	0	2	2	65

다. 우수농어촌식생활체험공간

농어촌에 대한 이해를 증진시키고 식생활체험 기회를 다양화하기 위해 우수농어촌식생활체험공간을 지정·운영하고 있다. 주요 운영 방향은 기존 조성되어 있는 농산어촌체험 시설과 연계(농어촌체험마을, 농어촌 테마공원, 어촌 관광단지, 농촌체험관광마을, 농촌전통테마마을, 낙농 체험관광목장, 교육농장, 산림체험시설 등)하고, 정부는 지정된 체험공간에 대하여 농산어촌 식생활 체험 프로그램 개발·보급, 교육·홍보 경비를 지원하며, 양성된 식생활교육 인력이 체험공간에서 활용될 수 있도록 지원한다.

2021년 6월말 기준 지정개소수는 311개이며, 아래 사이트에서 지정기관에 대한 세부 정보를 확인할 수 있다.

<연도별 우수농어촌식생활체험공간 지정 현황(http://www.greentable.or.kr/PageLink.do)>

'10	'11	'12	'13	'14	'15	'16	'17	'18	'19	'20	'21	합계
22	50	5	60	12	18	28	38	14	18	26	20	311

제 3 장 지속가능한 식생활

Ⅰ. 지속가능한 식생활 의미

1. 지속가능한 식생활 개념

가. 지속가능성과 지속가능 발전[30)31)]

지속가능성(sustainability)이란 특정한 과정이나 상태를 유지할 수 있는 능력, 생태계가 생태의 작용, 기능, 생물 다양성, 생산을 미래로 유지할 수 있는 능력을 말한다.

지속가능 발전(sustainable development)이란 지속가능발전법(2010)에서 현재 세대의 필요를 충족시키기 위하여 미래세대가 사용할 경제·사회·환경 등의 자원을 낭비하거나 여건을 저하시키지 아니하고 서로 조화와 균형을 이루는 것으로 정의하고 있고, 세계환경개발위원회는 미래세대가 자신들의 필요(needs)를 충족시킬 수 있는 능력을 저해하지 않으면서 현재세대의 필요(needs)를 충족시키는 발전으로 정의하고 있다.

나. 지속가능한 식생활(sustainable diets)

지속가능한 식생활이란 식품, 영양 안전, 현재와 미래 세대를 위한 건강한 삶에 기여하는 환경에 거의 영향을 미치지 않는 식생활(FAD, 2010, Food and Agriculture Organization)이며, 식품의 순환 과정 속에서 국민의 건강뿐 아니라 사회·환경의 지속가능성에 기여하는 식생활이다.

생물 다양성과 생태계 보호하고 존중하며, 문화적으로 받아들일 수 있고, 접근성이 좋으며, 경제적으로 공평하고 감당할 수 있고, 영양도 적절하고, 안전하고 건강하며, 천연자원과 인적자원을 최대한 좋게 만드는 것이다. 또한 미래세대의 필요를 손상하지 않고, 좋은 환경을 물려줄 수 있도록 환경을 보호하면서 현재 세대의 식생활 영위

---

30) 농림축산식품부(2021), 식생활교육사 양성과정 교재 중 일부 발췌
31) 농림축산식품부(2018), 지속가능과 식생활, 제2차시.

에 필요한 식재료의 선택, 조리, 소비, 재활용 활동을 합리적으로 실천하는 방식의 식생활이라고 할 수 있다.

지속가능한 식생활은 외식의 증가와 가정의 조리가 줄어들어 건강 관리를 위해 올바른 식생활 능력 필요성이 증가하고 있고, 핵가족화, 맞벌이가정 증가로 가족 식사 기회가 줄면서 올바른 식습관 배움 기회 약화가 약화되고 생활습관병 증가, 지구환경 변화로 환경 보전과 건강 유지를 위해 지속가능한 식생활 가치 기준의 필요성이 증가하고 있다.

즉 급박한 기후 변화에 살고 있는 현대인들의 건강한 삶을 위해 지속가능 식생활에 대한 새로운 패러다임 요구가 높아지고 있는 것이다.

2. 제3차 식생활교육 기본계획에서의 지속가능성

제3차 식생활교육 기본계획(2020~2024)에서는 농업과 환경의 가치에 대한 인식 제고, 국민의 건강과 사회환경의 지속가능성 달성 등을 강조하고 있다. '**환경**' 요소에서는 식품순환 과정에서 환경에 미치는 영향을 최소화하는 식생활의 실천을 강조하고, '**건강**' 요소에서는 건강한 삶을 위해 신선하고 안전한 제철 식재료를 활용한 균형 잡힌 한국형 식생활 실천을 강조하며, '**배려**' 요소에서는 생산, 유통, 소비, 폐지 등 식생활 전 과정에서의 자연과 타인에 대한 배려와 사회적 취약계층을 포용하는 식생활 실천을 강조한다.

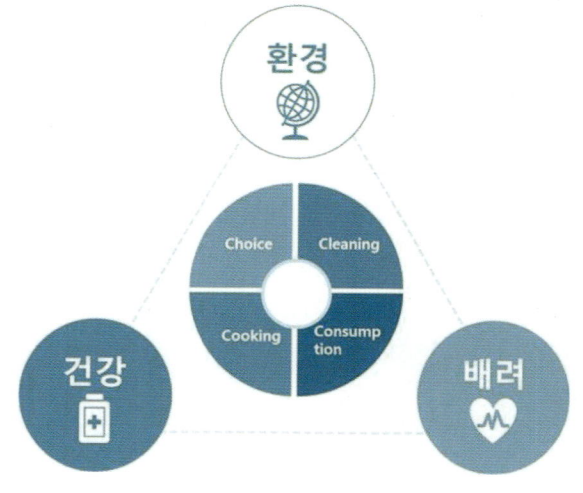

지속 가능한 식생활 효과의 효과는 다양한 식생활교육으로 우리 몸과 마음 건강에 도움을 주고, 제철 식재료를 통해 건강한 식습관을 형성하며, 음식물 쓰레기가 줄어 깨끗한 생태 환경 보존 가능하고, 먹거리를 생산하는 농민에게 감사의 마음 형성에 도움을 준다.

먹거리 체계(Food System)는 사람이 먹는 것과 관련된 모든 과정과 사회기반 시설을 모두 포함하는 개념으로 식품이 재배되어 수확, 가공, 포장, 운송, 판매과정을 거쳐 소비자가 구매한 후 조리하여 식사를 한 후 음식물쓰레기를 처리하고 재활용하는 모든 과정을 포괄하는 하나의 시스템을 말한다.

		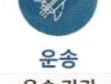			
생산	가공	운송	구매	섭취	폐기 재활용
환경오염, 가축 전염병 발생 주의	식품은 위생적인 환경에서 가공	운송 거리 되도록 짧게	식품표시 확인 후 구매	손을 깨끗이 씻고 안전하게 조리, 섭취	음식물 쓰레기 줄이기
친환경 농법 활용	안전성 입증 다양한 식품첨가물 사용	운송 중 식품 상하지 않도록 냉장/냉동	구매한 식품은 알맞게 보관	남은 음식 잘 보관	음식물 쓰레기 재활용하기

Ⅱ. 지속가능한 식생활 지침

1. 안전한 먹거리 체계 구축

가. 지속가능발전 목표의 가치

유엔과 국제사회의 최대 공동목표인 UN 지속가능발전목표(SDGs) 제시로 인해 지속가능성은 중요한 가치로 등장하였으며, 인류의 보편적문제(빈곤, 질병, 교육, 성평등, 난민, 분쟁 등)와 지구환경문제(기후변화, 에너지, 환경오염, 물, 생물다양성 등), 경제사회문제(기술, 주거, 노사, 고용, 생산, 소비, 사회구조, 법, 대내외 경제)를 2030년까지 17가지 주 목표와 169개 세부목표로 해결하고 이행하는 국제사회 최대 공동목표이다.

전세계적 공공먹거리 중요성을 강조하고 지속가능한 먹거리 정책을 추진하고 있다. 프랑스는 UN SDGs 관련 전략 및 프로그램(국가보전전략, 국가건강영양프로그램, 국가저탄소전략 등)과 연계 정책을 추진하고, 영국은 지속가능성(sustainability), 식량안보(food security), 건강(health) 문제 대응에 초점을 맞추고 FOOD 2030을 수립하고 있다. 스웨덴은 2015년 최초로 전체 식품공급망을 포함한 식품 전략을 추진하고 있다. 우리나라 또한 먹거리를 둘러싼 다양한 이슈 조정·관리로 지속가능한 먹거리 선순환 체계 구축을 위한 국가 단위 먹거리 종합전략을 수립하여 추진하고자 하고 있다.

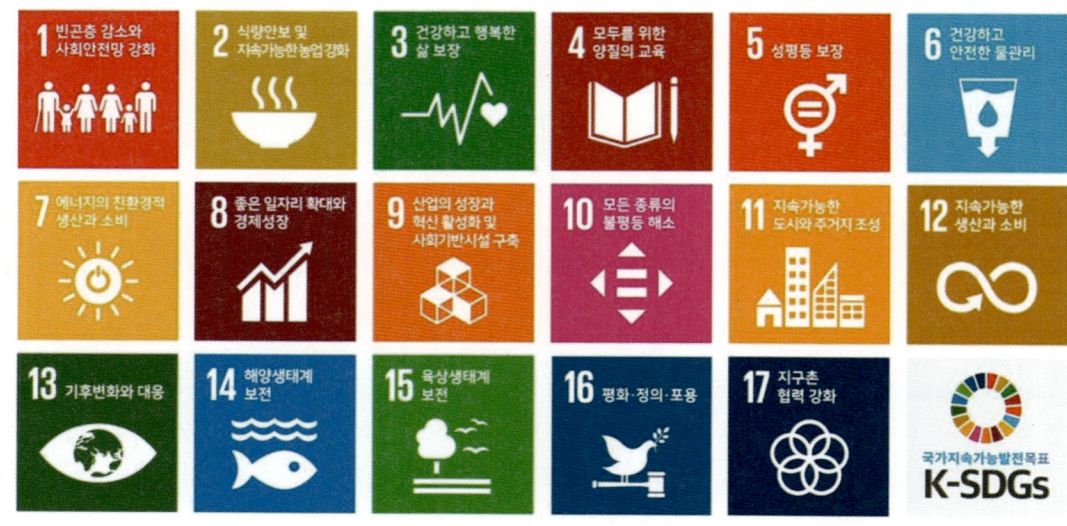

<지속가능발전포털(http://www.ncsd.go.kr/)>

나. 먹거리 생산·유통 안전성 강화

생산에서 소비까지 먹거리 안전성에 대한 국민적 불안감 해소를 위한 정책과 체계를 강화하고 소비자 대상의 정확한 정보 제공 및 접근성 개선을 위해 농축수산물 생산·가공 과정에서의 안전성과 식품 제조·가공 과정에서의 위해요소 관리 등 시스템을 개선을 위해 위해요소 예방 및 관리를 위한 고도화된 추적관리 시스템을 구축하며, 농축수산물과 식품 유통, 소비 단계에서의 관리 체계 개선으로 소비자의 올바른 선택과 지원을 위해 수입식품과 농축수산물에 대한 위해요인을 원천적 차단 및 단계별 관리체계를 마련한다.

다. 건강하고 안전한 식생활 환경 개선

식생활 변화와 소비 추세에 따른 건강하고 균형잡힌 먹거리 지원과 관리 체계 강화를 위해 먹거리 중요성에 대한 국민적 공감과 인식 확산 정책 강화로 건강한 식생활을 유도하고, 조리식품 등의 위생관리와 급식소·음식점 등의 과학적이고 체계적인 위생관리시스템 구축으로 생활 속 식생활교육 및 홍보 강화와 학생, 고령자 등 대상별 맞춤형 프로그램 확대하며, 건강한 식생활 실천 역량을 지속가능한 먹거리 체계와 연계하여 강화를 위해 지역 먹거리 선순환 체계를 위한 푸드플랜 확산 및 안착, 건강하고 우수한 지역농산물 공급과 소비기반을 구축한다.

2. 먹거리 손실 저감과 생태 순환

가. 먹거리 손실 저감 활성화 지원

먹거리 가치사슬 단계별로 발생하는 손실 및 음식 폐기 등에 대한 통계를 구축하고, 먹거리 손실 및 폐기의 저감을 위해 생산, 수확 후 관리, 가공·유통단계, 소비단계 등 단계별 계획을 수립하며, 먹거리 손실 및 폐기의 저감을 위해 법률을 제정하고 제도를 개선하여 손실과 폐기를 저감하기 위한 다양한 정책지원 근거를 마련한다. 코로나19 확산으로 농축수산식품 택배 이용이 증가하고 있는 상황에서 친환경 농식품 포장재 개발 확산 및 기준을 마련한다.

나. 먹거리 손실 및 폐기물 재활용 촉진

먹거리 손실은 쓰레기가 아니라 자원이라는 인식을 통해 재활용 경로를 마련하고 프로그램을 개발하고 먹거리 손실이 쓰레기가 아닌 자원이라는 인식 개선 캠페인 추진을 위해 먹거리 사슬 단계별 주요 주체(공용도매시장, 대형유통업체, 식품기업, 단체급식소 등)별 맞춤형 캠페인(먹거리 손실 활용 요리대회 등)을 추진하며, 먹거리 손실 재활용은 권리(right of food)와 환경 관점에서 이루어지도록 주체 인식개선 활동을 선행(사회적경제 조직 육성 등)한다.

먹거리 손실 및 음식물류 폐기물의 재활용 촉진을 위해 주체간 협력과 정보 공유 프로그램을 마련하고 퇴비자원화 등의 방안을 지원하며, 먹거리 손실과 음식물류 폐기물의 재활용을 위해 기준 등을 정립하는 제도 개선과 행정협의회를 운영한다.

다. 먹거리 생태적 순환체계 지원

지구온난화와 생태적 변화 등으로 인한 지속가능 위기에 대응한 먹거리 순환체계의 패러다임을 전환하고 생태적 먹거리 확산을 위한 생산-가공-유통-소비 등의 단계와 영역별 실천을 확대한다.

실천 방법으로 '생산'은 고투입농법, 화석연료에 의존하는 생산방식에서 자원순환농업(경축순환), 생태적 생산으로 전환하고, '가공'은 자연과 인간의 건강에 유해한 고도

가공식품, 축산가공 식품 등을 단계적으로 생태친화적으로 규제하며, '유통'은 생산에서 소비에 이르기까지 유통단계 축소, 포장 간소화 등 온실가스 저감 대책을 마련한다. '소비'는 생산까지 고려한 소비, 고도 가공식품 줄이기 등 지속가능한 식생활 실천 인식을 확대하고 '정보'는 온실가스 배출 실태조사와 정보체계(먹거리 생태발자국 등) 구축을 추진한다.

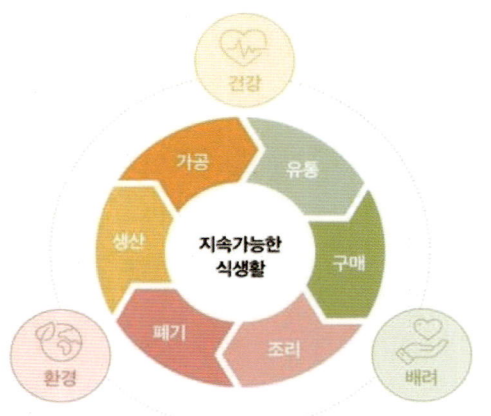

<지속가능한 식생활 요소>

3. 먹거리 보장과 먹거리 공동체

가. 먹거리 보장을 위한 제도(농식품바우처제도)

농식품바우처를 통한 먹거리 보장 정책 대상 범위를 경제적 취약계층과 사회적 취약계층까지 포괄하여 전면 확대를 위해 농식품바우처는 현물지원 위주로 식생활교육과 병행하고 농식품바우처 관련 부처간 협력체계를 구축하고 실행체계 일원화로 사업 효과의 시너지를 도모한다.

농식품바우처제도란 소득 불평등 심화, 고령화 등으로 경제적 취약계층 확대, 영양 섭취수준과 식습관 확대 악화로 건강 위협 심화에 따라 미래 부담해야 하는 의료비 등 사회적 비용 감소를 위해 경제적 취약계층 대상 영양보충적지원 정책의 일환으로 취지는 취약계층 영양, 건강개선, 식품 접근성 강화 등 먹거리 정의 실현으로 사회적 가치를 제공하는데 있다.

나. 먹거리에 기반한 공동체 활성화

생활SOC 시설 내 건강하고 안전한 먹거리 접근, 먹거리 기본권 등을 고려한 시설을 갖추고 사업을 추진하며, 생활SOC 정책의 목적과 취지에 부합하는 먹거리 돌봄 시설을 갖추기 위해 관련 부처 협의를 통해 수익시설 유치계획에 지역먹거리 관련 사회적경제 조직 등의 참여를 보장하는 장치를 마련하고, 먹거리 분야 다양한 사회적경제 활동을 지원하며, 먹거리 기반 사회적경제 창업 및 전문역량 향상을 도모하고, 지역사회 먹거리 문제해결을 위한 대응력을 강화한다.

Ⅲ. 지속가능한 식생활 실천

1. 지속가능한 식생활 실천 활동 종류

　지속가능한 식생활 실천 영역은 제철농산물 소비와 친환경 농산물 소비, 음식물 쓰레기 줄이기, 푸드 마일리지와 로컬푸드, 슬로푸드와 전통음식, 음식윤리와 윤리적 소비, 공정무역 등이 포함된다.

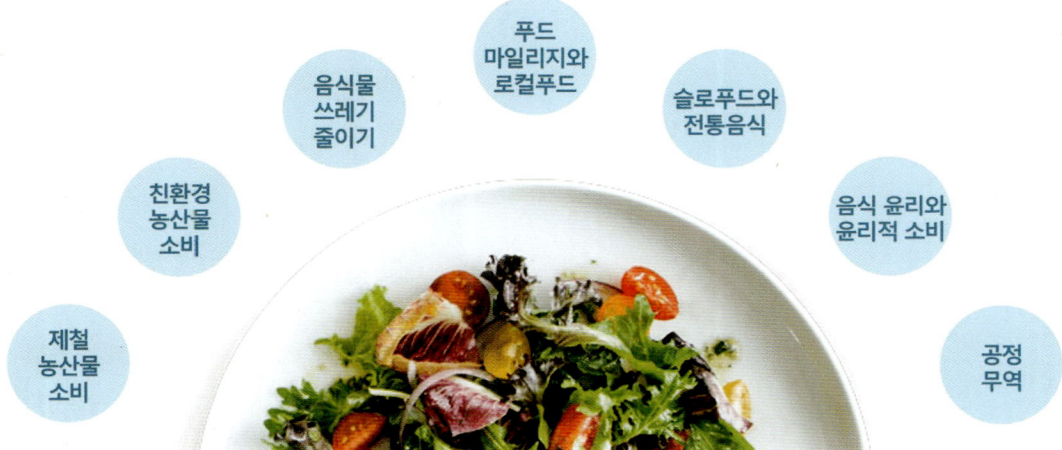

2. 지속가능한 식생활 실천 세부 내용

가. 제철농산물 소비 실천

　우리나라 채소류, 과일류, 어패류의 대표 제철농산물 종류이다.

구분	봄	여름	가을	겨울
채소	달래, 냉이, 쑥, 두릅, 씀바귀, 양배추, 풋마늘, 더덕, 고사리, 파, 죽순, 봄동, 우엉, 미나리, 부추	가지, 햇감자, 깻잎, 도라지, 양파, 오리, 콩, 열무, 옥수수, 피망, 버섯, 부추, 애호박, 양배추	당근, 토란, 무, 배추, 고구마줄기, 송이버섯, 고구마, 참나물, 양상추	무, 배추, 당근, 우엉, 연근, 브로콜리, 시금치, 늙은호박

구분	봄	여름	가을	겨울
과일	딸기, 방울토마토	포도, 수박, 참외, 복숭아	감, 사과, 배	감귤류, 레몬
어패류	꽃게, 도미, 쭈꾸미, 조기, 굴비, 대합, 바지락, 키조개, 붕어, 숭어	장어, 전복, 미더덕, 전갱이, 조기, 갈치, 우럭, 해파리, 멍게, 성게, 해삼, 새조개	삼치, 새우, 오징어, 전어, 해삼, 대합, 광어, 가자미, 갈치, 키조개, 고등어, 굴, 꽁치, 대합, 꽃게, 미꾸라지, 임연수어	낙지, 대구, 명태, 꼬막, 아귀, 삼치, 가자미, 양미리, 병어, 홍합, 고등어, 광어, 과메기, 재첩, 청어

나. 친환경 농산물 소비 실천32)

친환경농산물의 종류에는 유기농산물과 무농약농산물이 있다. 유기농산물은 유기합성농약과 화학비료를 일체 사용하지 않고 재배(전환기간: 다년생 작물을 최소 수확 전 3년, 그 외 작물을 파종 재식 전 2년)하며, 무농약농산물은 유기합성농약을 일체 사용하지 않고, 화학비료는 권장시비량의 1/3 이내로 사용한다.

친환경축산물은 유기축산물과 무항생제축산물이 있으며, 유기농산물의 재배·생산 기준에 맞게 생산된 '유기사료'를 급여하면서 인증기

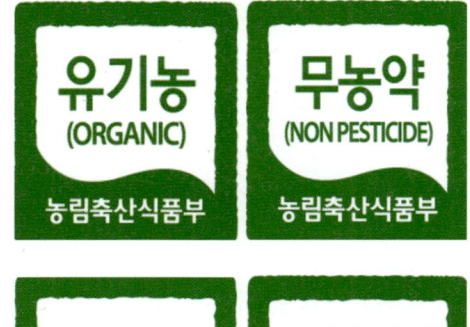

준을 지켜 생산한 축산물을 말하며, 무항생제축산물은 항생제, 합성항균제, 호르몬제가 첨가되지 않은 '일반사료'를 급여하면서 인증기준을 지켜 생산한 축산물이다.

다. 음식물 쓰레기 줄이기 실천33)

전체 음식물의 약 1/7이 버려지고 있고, 연간 약 20조원이 낭비되고 있으며, 4인 가족이 버리는 음식물로 인한 온실가스는 승용차 한 대가 서울에서 부산을 4.8회 왕복(3,829km) 시 배출하는 온실가스량에 해당한다.

---

32) 국립농산물품질관리원(https://www.naqs.go.kr/contents/contents.do)
33) 음식물쓰레기줄이기관리시스템(https://www.citywaste.or.kr/)

음식물 쓰레기 줄이기의 실천을 위해서는 필요 이상의 식품 구매 시 유효기간이 지나도록 보관하다가 버리게 되므로, 식품을 구매할 때 꼭 필요한 식품만 적정량 구매한다. 필요 이상의 음식물을 만들지 않기 때문에 가계 부담 줄이고 자원 절약, 환경 보전을 위해서 음식을 조리할 때 먹을 만큼 만들어 음식물 쓰레기를 방지한다. 식사할 때 남겨지는 음식이 없도록 소형 찬그릇을 사용하고 부족 시 덜어 먹도록 하며, 음식점에서 남겨진 음식은 청결하게 포장해서 가지고 온다.

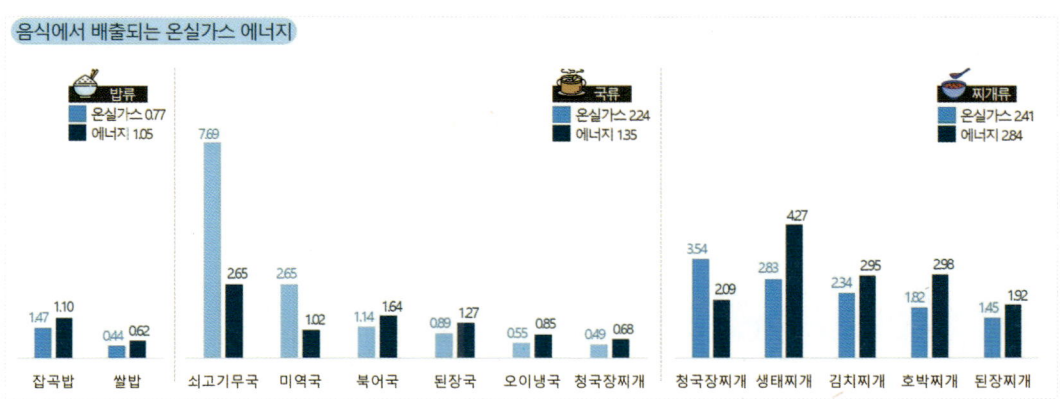

라. 푸드마일리지(Food Mileage)와 로컬푸드(Local Food) 실천

푸드마일리지는 식재료가 생산지에서 소비지까지 이동한 총거리로 식품수송으로 발생하는 환경 부담 정도를 나타내는 지표로 사용한다. 식품수송량(톤)과 수송거리(km)를 곱해서 계산하며, 푸드마일리지에 이산화탄소 배출계수를 곱한 값이 이산화탄소 배출량이다.

> ▶ 푸드마일리지=수송량(ton)×수송거리(km)
> ▶ 이산화탄소 배출량=푸드마일리지×이산화탄소 배출계수

마. 슬로푸드(Slow Food)와 전통음식 실천

슬로푸드운동은 천천히 조리된 음식을 천천히 먹는 행위뿐만 아니라 세계 각 나라마다 가지고 있는 전통음식문화 보호 및 재발견하는 것이며, 환경을 실천하는 행동으로 세계화로 점점 획일화되고 있는 음식 맛으로부터 각 지역 다양한 전통의 맛을 되찾자는 운동이다. 슬로푸드는 음식을 만든 사람에게 감사하며 음식을 음미하면서 먹

는 것으로 발효과정을 거친 우리나라 전통음식은 슬로푸드에 해당한다.

바. 음식 윤리와 윤리적 소비의 실천

음식윤리는 음식과 관련된 윤리 또는 윤리적 고려를 말하며, 인류의 지속가능한 생존을 위한 음식 행위의 실천이다. 음식이 만들어지기까지의 전 과정에서 윤리적 행위가 전제된다. 땅을 준비하고 작물과 씨앗을 선택하는 일, 파종과 경작, 퇴비와 비료를 주는 일, 잡초 제거 및 병충해 방제, 작물 수확 등 연관이 있다.

'생산'에서는 농사방식, 농민 생존권, 수자원과 관수로, 화학비료 및 농약 사용, 토양오염 및 침식, 화석 연료 의존으로 인한 기후변화, 유전자 재조합 등과 같은 생태계 관련 문제와 연관이 있고, '소비'에서는 건강, 기아, 빈곤, 먹을거리 접근성의 불평등, 식품 안전, 학교급식, 식품수입, 음식물 쓰레기 처리 등 연관이 있다.

사. 공정무역의 실천[34]

공정무역은 선진국과 개발도상국 사이의 불공정한 거래를 막고, 개발도상국의 생산자에게 정당한 가격을 지불하여 노동 착취를 막고 올바른 물건을 공급하자는 운동이며, 공정무역은 대화와 투명성, 존중에 기초하여 국제무역에서 보다 공평하고 정의로운 관계를 추구한다. 특히 저개발 국가에서 경제발전의 혜택으로부터 소외된 생산자와 노동자들에게 더 나은 거래 조건을 제공하고 그들의 권리를 보호함으로써 지속가능한 발전에 기여한다.

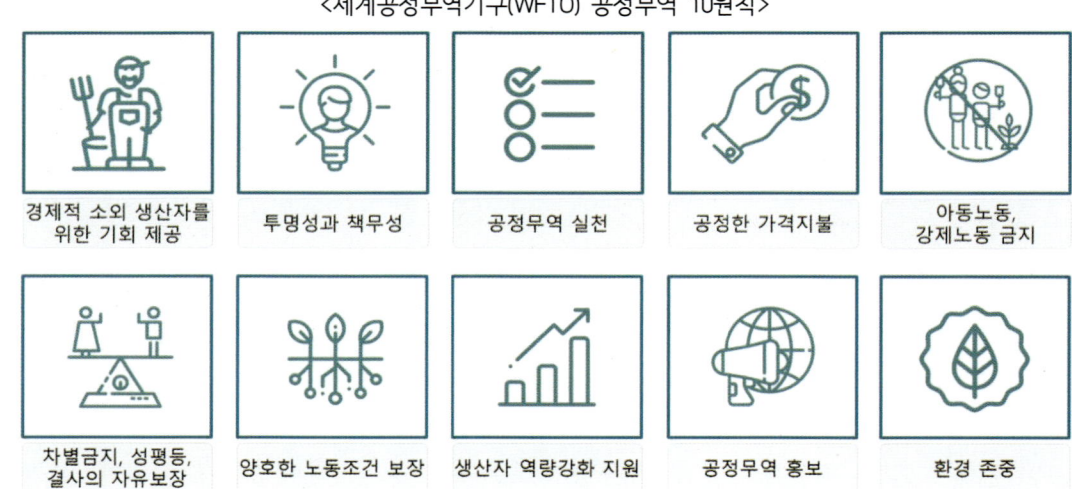

〈세계공정무역기구(WFTO) 공정무역 10원칙〉

---

34) 아시아공정무역네트워크(http://asiafairtrade.net/pages/story-about.html)

아. 사람·지역 중심 식생활교육 강화

경제적 취약계층 먹거리 접근성 개선과 사회적 취약계층별 맞춤형 식생활교육을 연계한다. 농식품바우처, 임산부 친환경농산물 꾸러미 등 농수산식품 지원과 식생활교육을 연계하고, 어린이도서관, 다이케어센터, 커뮤니티케어센터 등 기존의 연령별, 집단별 돌봄시설을 활용한다.

생애주기별 맞춤형 교육 추진을 위해 사회적 취약계층별 농식품 지원을 연계하며, 미래세대 학교급식, 보육시설 급식시설 연계 식생활교육을 추진한다. 건강한 식생활 및 영양교육, 창의적체험활동 및 방과 후 교실, 초등학교 과일간식 등과 연계 방안으로 성인 식생활관리를 위해 군장병, 대학생, 직장인, 고령자 등 각 계층에 맞는 맞춤형 교육을 확대하고, 식생활교육 효과를 위해 교육수료 발굴 및 다양한 형태의 교육 기반을 조성한다.

자. 농어업·환경 식생태 교육 확대

개인과 사회를 종합적으로 이해하는 식해력(食解力, food literacy)을 교육 방향으로 설정 후 교육 내용을 개발하기 위해 농어업·농어촌의 공익적 가치 확산, 미래세대 농어업·농어촌 체험 기회를 확대하고, 도시 속 농어업·농어촌 체험 기회 확대를 위한 제도적 기반과 다양한 활동을 지원하며, 환경의 가치를 고려한 농업 생태계와 먹거리 관계 이해 이론과 체험교육을 개발하고 확대한다.

제 4 장 지역농산물 로컬푸드

Ⅰ. 로컬푸드 의미와 푸드 마일

1. 로컬푸드의 의미

가. 로컬푸드(Local Food)의 개념

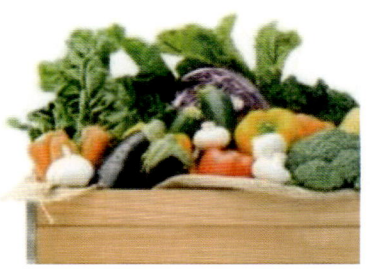

소비자가 거주하는 지역(local)에서 생산된 농산물(food)로 물리적 거리기준은 판매시장부터 반경 10마일(16km)부터 하루 안에 운전하여 갈 수 있는 거리까지 다양하나 우리나라는 대략 같은 시·군에서 생산된 농산물로 정의가 합의되고 있다. 장거리 운송을 거치지 않은 지역농산물로 반경 50km 이내에서 생산된 농산물이며, 생산자와 소비자간 운송거리가 짧아 영양과 신선도를 최대한 유지하고 운송거리가 짧아 일반음식에 비해 이산화탄소 발생량 적다.

Brian Halweil(2006)는 "좁게는 반경 50km의 거리이며, 넓게는 세 가지 차원의 거리를 고려해 신선하고 안전한 먹거리 생산소비 네트워크를 의미하며, 생산과 소비가 지속 이루어질 수 있는 지역 농식품 생산 및 소비체계 의미한다"고 하였고, "우리는 음식을 먹으면서 얻는 에너지보다 훨씬 더 많은 에너지를 식탁에 올리는데 소비하고 있다."고 하였다.

나. 로커보어(Locavore)와 로컬푸드

로컬푸드는 문화적 측면에서 지역의 향토문화와 어울린 음식문화 발전에 기여하고, 식품안전성 측면에서 이동시간이 짧아 방부제를 쓰지 않는 신선한 식품소비가 가능하며, 환경학적 측면에서는 식품의 이동거리가 짧아 탄소배출량 감축에 도움이 된다.

로커보어(Locavore)는 지역음식주의자로 영어로 Local(지역)과 라틴어 'Vore(먹다)'의 합성어로 지속가능한 삶을 추구하며, 자기가 사는 지역이나 지역에서 가까운 지역 먹거리를 즐기는 사람들을 일컫는다.

다. 로컬푸드의 거리 개념

공간적 거리는 생산자로부터 유통과정을 거쳐 소비자에게 이르기까지 이동한 전 거리를 말하며, 많은 나라에서 일반적으로 로컬푸드를 50km(30마일) 이내에서 생산된 먹거리로 정의하고 있고 소비자의 규모나 생산물의 구성, 환경보존, 지역농업 발달 정도 등 함께 고려한다. 시간적 거리는 자연스럽게 농산물이 나오는 시기에 맞추어 먹거리를 먹을 수 있는 제철 식재료를 기준으로 하며, 사회적 거리는 생산자와 소비자의 유통단계 중 직거래 방법을 의미한다.

2. 푸드 마일

가. 푸드 마일(Food Mile)의 의미

푸드 마일이란 먹을 거리가 생산된 곳에서 소비지까지의 이동거리를 말하며, 목적은 안전한 먹을거리 확보를 위해 주변에서 생산되는 먹을거리를 이용하고, 먹을거리의 이동거리를 줄여 자신의 나라와 지역농업을 지키자는 것이다. 먹을거리 선택에 따라 온실가스 배출량에 큰 차이가 나며, 같은 친환경 유기농 식품이라도 해외에서 생산된 것이 이산화탄소 배출량이 훨씬 높다.

나. 푸드 마일리지(Food Mileage)

푸드 마일리지는 곡물과 축산물, 수산물 등 아홉 개 수입 품목을 대상으로 생산지에서 소비지까지 식품 수송량(톤, ton)에 수송거리(킬로미터, km)를 곱해서 계산하며, 탄소발자국이라고도 한다. 식재료가 생산, 운송, 소비되는 과정에서 발생하는 환경 부담 정도를 나타내는 지표로 사용한다. 푸드 마일리지가 높은 식품은 신선도 유지를 위해 방부제 등을 사용하지 않는 경우가 많으므로 식품 안정성이 높고, 장거리 운송을 해야 하는 관계로 이산화탄소를 많이 배출시켜 환경에 유해하다.

▶ 10톤 농산물을 20,000km 떨어진 곳으로 운송할 경우 푸드 마일리지는 얼마일까?

<로컬푸드와 현대음식의 비교>

현대 음식	Local Food
글로벌 식품 소비	로컬 식품 소비
기술 중심(hightech)	감성 중시(hightouch)
가게는 판매 장소	가게는 교류 장소
소비자	시민
새로움 선호	전통 선호
편이 추구(가공, 반가공)	자연 그대로 추구(날 것)
패스트푸드	슬로우푸드
개인 중시	가족 중시
가격 중시	품질 중시
연중 농산물 소비	제철 농산물 소비
대규모 생산	장인 생산
얼굴 없는 유통	얼굴 있는 유통

Ⅱ. 로컬푸드 유형 및 필요성

1. 로컬푸드 유형

가. 농산물직거래장터(Farmers Market)

중간 유통과정 없이 생산자와 소비자가 직접 농산물을 직거래하는 방식을 말한다. 농민이 정해진 날짜에 인근도시 내 특정장소로 자신이 생산한 농산물을 직접 가지고 나와 판매하며, 유통 물류비 절감으로 신선하고 저렴하면서 신선한 농산물 구매가 가능하다.

품질이나 판매 물량이 고정적이지 않아 소비자가 필요한 농산물을 모두 구매하지 못하거나 대량 구매

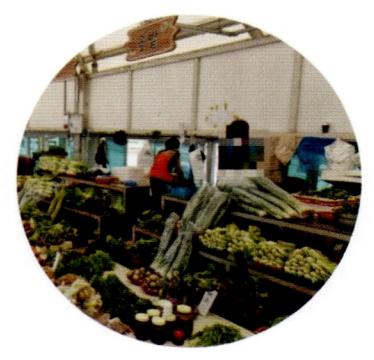

어려움 등이 단점이다. 공공기관 주차장이나 공터, 아파트단지 내 공간 등에서 주기적으로 운영하고 현재는 온라인 직거래장터가 활성화되고 있다. 미국의 농민시장(Farmer's Market)이 대표적이다.

나. 공동체지원농업(CSA, Community Supported Agriculture)

로컬푸드 운영 방식의 하나. 소비자와 생산자 간 계약을 맺고 소비자가 농사에 직접 참여하는 방식이다.

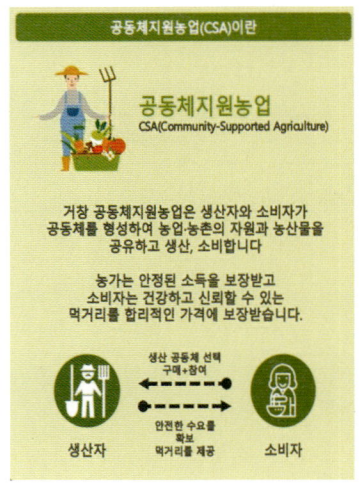

소비자는 농사철 이전에 생산자에게 비용을 지불하고 생산할 농산물을 함께 협의 후 생산자는 소비자와 계약한 농산물을 재배하여 연중 배송한다. 소비자가 생산자와 계약을 통해 계약기간 동안 제철농산물을 배달받는 시스템으로 소비자는 농산물 재배, 수확에 직접 참여하면서 농업을 경험하고, 생산자는 안정된 판로를 확보하며, 농민과 소비자의 관계를 중시하는 직거래 형태로 생산자와 소비자가 농사와 관련된 위험을 공동으로 부담하는 사회경제적인 대안적 유통 모델이다.

다. 학교급식

지역에서 생산한 농산물을 지역 학교급식에 공급함으로써 믿을 수 있는 먹거리를 성장기 학생들에게 공급하고 안전성과 지속성을 담보한다.

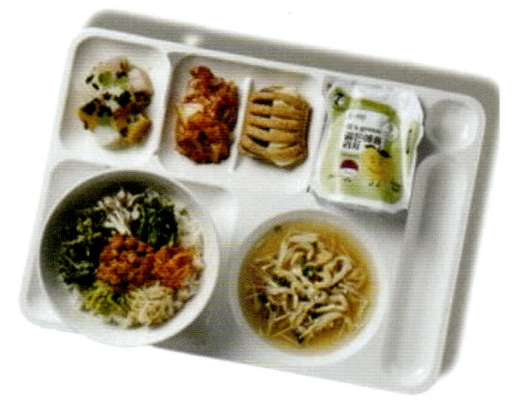

학교급식법 개정으로 식중독에 제도적 대응 체계를 구축하고 안전한 농산물을 안정적으로 공급받는 시스템으로 로컬푸드를 학교급식에 적극 활용하여 학생들에게 더 바람직한 급식 제공이 가능하다.

라. 로컬푸드직매장

농업인이 생산한 농산물을 직접 가지고 나와 진열하면, 운영주체가 판매 후 정산해주는 상설매장으로 지역 신선농산물을 1일 유통하며, 이동거리를 줄여 에너지 소비와 탄소 배출량을 낮춤으로써 지구환경을 보존하고, 유통단계를 줄이고 농업인이 직접 정해 가격이 정직하다.

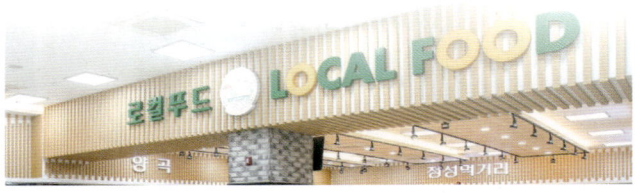

마. 농가맛집(농가식당)

농가맛집은 농촌진흥청에서 지원하는 농촌형 외식사업장으로 지역농산물을 활용, 음식관광 활성화를 위한 향토음식 자원화 사업으로 선정된 곳으로[35] 지역 식자재와 문화를 활용하여 스토리가 있는 향토음식 상품화 및 체험공간 조성으로 우리 식문화 계승 및 확산에 기여한다. 농촌형 소규모 외식산업 및 향토음식 전문 인적자원 육성으로 향토음식 전승 및 농외소득이 향상된다.

충남 지역 먹거리 미더유 인증은 지역농산물을 일정 비율 이상 사용한 외식업체를 도지사가 인증해주는 제도이다. 일본 녹색초롱등은 음식가격의 일정 비율 이상을 지역산으로 활용할 경우 녹색초롱을 달 수 있도록 하는 제도이다. 지역농산물 사용 비율에 따라 별의 개수가 달라진다.

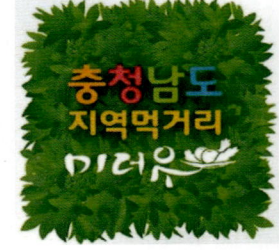
<충남 미더유인증>

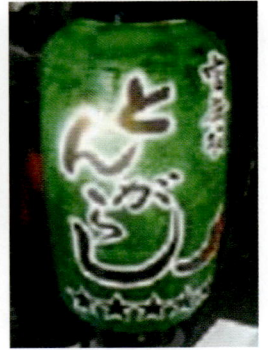
<일본녹색초롱>

바. 도시농업[36]

도시 내부에 있는 소규모 농지에서 경영하는 농업활동으로 도시 공간 내에서 농업을 하는 형태로 도시민에게 농업의 가치를 홍보하기 위해 운영되고 있다. 대부분 공유지에 설치되어 시민의 안정적 이용을 지원한다. 농업이 건강과 환경개선, 교육, 공

---

35) 농촌진흥청 농사로
   (https://www.nongsaro.go.kr/portal/ps/psz/psza/contentNsMain.ps?menuId=PS03968)
36) 농촌진흥청 인터래뱅(2015). 세계의 도시농부들-세계와 우리나라 도시농업의 현주소-.

동체 회복 등 도시민들이 삶의 질 향상을 위해 꼭 필요한 산업으로 인식되고 있으며, 농업이 여가활동으로 자리잡으면서 농업(agriculture)과 여흥(entertainment)을 결합한 애그리테인먼트(agritainment)라는 신조어도 생기게 되었다. 대표적인 사례는 독일의 클라인가르텐(Kleingarten)과 영국의 애롯트먼트 가든(Allotment garden)이다.

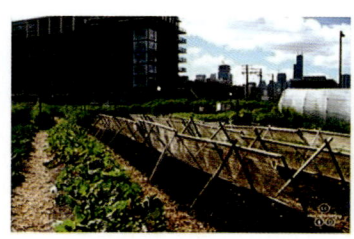
<미국 시카고 도시농장>

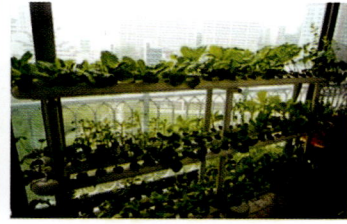
<아파트 베란다 텃밭>

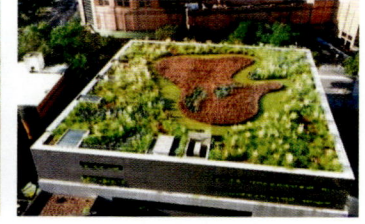
<옥상 텃밭>

2. 로컬푸드의 필요성[37]

가. 로컬푸드의 등장

로컬푸드는 농업의 대형화, 상업화 후 이에 대한 대안으로 등장하여 나라별 상황에 맞게 정착하고 있다. 현대적 의미의 로컬푸드 시작은 20세기로 로컬푸드는 식량자원의 다양성 상실과 획일화, 밥상의 급격한 집중화와 균일화, 식생활 패턴 변화에 따른 식량 생산 기반 위축, 식과 농의 거리 확대에 따른 먹을거리 불안감 증폭과 지구환경 부하 증대, 식생활의 서구화, 외부화, 간편화에 따른 전통 식문화 상실 극복 방안으로 본격적으로 추진되고 있다.

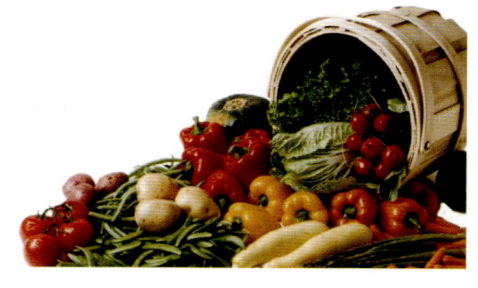

나. 로컬푸드 조건

로컬푸드는 생산자와 생산지가 분명해야 한다. 개인 생산자나 그룹 생산자 모두 생산물의 생산자와 생산지를 분명히 알 수 있어야 한다. 생산방법이나 출하기준이 명확하고, 생산이력이 제시되어야 한다. 건강한 농산물을 생산하기 위해서는 기준에 의거하여 재배되고 비육관리를 철저히 하고 적지 적기 생산과 유통과정을 파악하면서 안

---

[37] 농촌진흥청 인터래뱅(2015). 제160호 로컬푸드.

전, 안심, 맛, 신선도를 추구한다. 환경보전형 자원순환 농업이 목표이다. 토양과 기후 조건에 맞는 작부체계를 바탕으로 혼작, 간작, 윤작, 복합영농 등을 통해 지역 자원의 순환적 이용과 생물 다양성의 생태계를 복원해 내는 농업이어야 한다. 생산자와 소비자 상호교류가 가능하다. 생산자와 소비자가 다양한 방법으로 교류하고, 서로의 입장을 이해하여 성실하게 거래를 하는 것으로 신뢰관계 또는 긴장관계 형성이 가능해야 한다.

다. 로컬푸드 필요성

로컬푸드는 원산지 표시제를 보완·대체하고, 우리 농산물에 대한 소비자 신뢰와 선호도를 높일 수 있는 수단이며, 농산물이 인근 지역에서 소비되므로 신선하고 안전한 농산물을 합리적 가격으로 제공되어 기존 유통방식에 비해 신선도와 안전성에 대한 신뢰가 높고, 친환경 농산물에 대한 새로운 판로 창출이 가능하다.

우리 농업과 농촌이 계속 유지될 수 있는 여러 가지 사회적 기능을 설명해주는 수단으로 농업은 식량 생산 이외에 농촌 지역사회 유지, 환경보전, 전통문화보전 등 공공서비스를 제공하고 국민들이 지역 농업·농촌이 제공하는 다원적 기능을 이해할 수 있는 좋은 기회가 된다. 지역농업 관련 기관, 대학 연계 등 로컬푸드 관련 농산업 생태계를 형성하고 지역농산물 소비로 지출된 돈은 농업인에 의해 지역 재투자로 지역경제 선순환구조를 창출한다.

로컬푸드는 사회적 측면에서 생산자와 소비자의 직접적인 거리 기회 제공하는 지역 먹을거리 체계 구축으로 지역사회의 관계 결속, 생산자와 소비자의 공동체 의식을 함양한다. 경제적 측면에서 지역 내 생산과 판매로 인한 지역 농업의 활성화 및 고용 증대로 지역 경제의 외부 유출 최소화와 지역 생산자와 소비자의 상생 효과를 가져올 수 있다. 환경적 측면으로 지역 내 운송에 따른 운송거리의 최소화와 포장에 따른 에너지 사용의 최소화로 유기농업에 의한 생산과 재배가 가능하다.

Ⅲ. 국내외 로컬푸드 현황

1. 국내 로컬푸드 현황[38]

　로컬푸드 직매장과 직거래장터는 농가에게 더 높은 이익을 소비자에게는 보다 낮은 가격 제공하여 로컬푸드의 수요에 의해 직매장 수는 폭발적 증가 추세이다.

　용진농협 로컬푸드 직매장은 지자체의 적극적인 지원으로 '08년 지역농업 중장기혁신전략 일환의 정책을 상당기간 지원하였고 직매장 개장 전 철저한 사전준비로 시범사업 실시 등 시행착오 최소화를 위한 사전 노력을 충실히 수행하였으며, 소비자 배려를 위한 철저한 상품 및 매장 관리를 위해 1일 유통원칙을 철저히 고수하였다.

　지속적인 시장가격 모니터링으로 합리적 수준을 고려하여 출하 농업인들의 자발적 노력으로 품질관리를 위해 GAP관리 지침 등을 철저히 준수하였고, 주변 소매시장에 비해 평균 30% 가량 낮은 가격에 판매하였으며, 도심에 위치한 지리적 여건으로 65만명이 넘는 대도시인 전주시 인근에 위치하였고, 다품목 소량생산 구조로 상품 구색을 맞추기 위한 여건을 구비한 것이다.

　국내 로컬푸드 발전을 위한 지역푸드플랜 추진 지자체수 및 직매장수, 직매장 매출액은 지속 증가하고 있다.

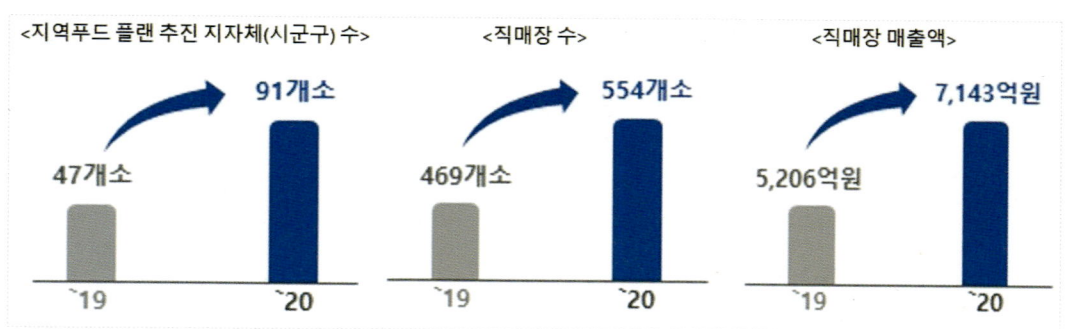

<국내 로컬푸드 발전 현황>

---

38) 농협경제연구소(2013). 용진농협의 로컬푸드 직매장 성공요인과 시사점.

2. 국외 로컬푸드 현황[39]

가. 일본 로컬푸드 현황

산소제휴(産消提携)에서 식료(食料) 자급률이 향상되고 있고, 직매장과 가공으로 농림수산업 6차산업화로 발전 중이며, JA아그리타운 건강의 고향은 농산물직매장, 가공판매업, 농가레스토랑 등 632명 농가와 함께 운영되고 있고, 지역 직매장 21개소가 연합하여 오쿠이즈모 산지직송진흥협의회 구성하고 있다. 야마토 소요카제관은 '01년부터 직매장들이 하나로 통합 휴게소 부근에서 다양한 상품을 판매 중이다.

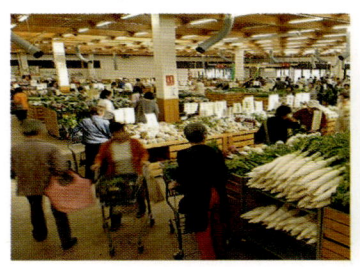
< 아그리타운 직매장 >

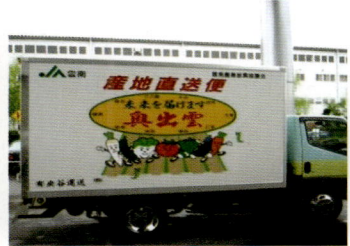
< 오큐이즈모 보냉차 >

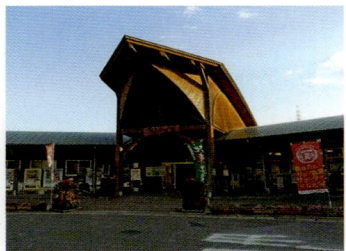
< 야마토 소요카제관 >

나. 미국 로컬푸드 현황

파머스마켓, 지역사회지원농업(CSA), 학교급식뿐만 아니라 로컬푸드 관련 서비스 제공 푸드 허브(food hub)를 출현하여 노스캐롤라이나 지역농산물 10% 사용하기 캠페인으로 18개월 만에 지역농산물 구매액 164억원을 달성하였다.

미국 로컬푸드 소비지수(Locavore Index)는 미국 주(州)별로 어느 지역이 지역산 농산물을 많이 소비하는지에 대해 한 눈에 파악할 수 있는 자료로 매년 갱신

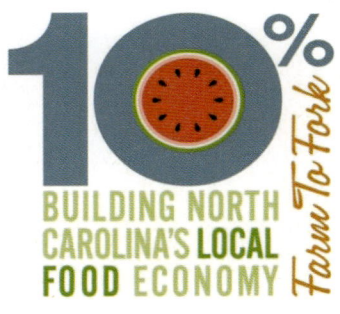
< N.C 10% Campaign >

('15, Strollingoftheheifers.com)되고 있다. 미국에서 로컬푸드가 가장 활성화된 5개 주는 버몬트(Vermont), 메인(Maine), 뉴햄프셔(New Hampshire), 오레곤(Oregon), 매사추세츠(Massachusetts)이다.

풋힐스 파머스마켓연합(Foothill's Farmers market)과 공동으로 파머스마켓의 조성과 지역 레스토랑 등과의 직거래 연계를 시도(PlacerGROWN 도농협력단체 주관)하고, 'A

---

[39] 농촌진흥청 인터래뱅(2015). 제160호 로컬푸드.

reason for the Season(제철농산물을 먹어야 하는 이유)'라는 소비자 교육과 다양한 워크숍을 통해 농업인 교육을 병행하고 있다. 또한 Fifth Season Co-co 푸드 허브를 구축하여 로컬푸드 관련 가공업자, 생산자, 유통업자 관련 서비스를 제공하고 있다.

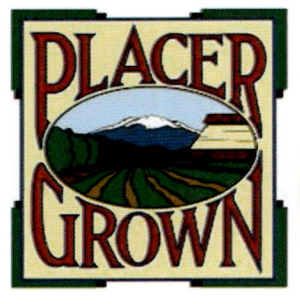 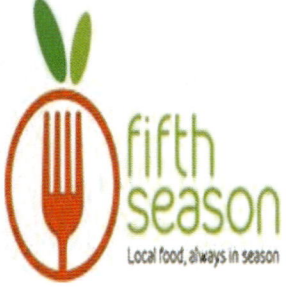

< PlacerGROWN >　　< Fifth Season Co-co >

다. 유럽 로컬푸드 현황

　이탈리아 윤리적 소비자조합(Gruppi di Acquisto Solidale)은 로컬푸드 등 지속가능한 농업으로 생산한 농산물만 구매하며 로컬푸드 활성화에 기여하고 있고, La Ruche Qui Dit Oui는 '예'라고 말하는 벌통의 의미로, 프랑스 생산자와 소비자 연대 프로그램이다. 체코의 시민조합 farmářské tržiště는 Archetyp를 주축으로 17개 파머스 마켓을 조성하여 로컬푸드 활성화를 위해 활동하고 있으며, 주중 프라하 시청 앞에 30개 농가가 직접 만든 훈제돼지고기, 치즈, 빵, 사이다 등을 진열하여 판매하고 있다.

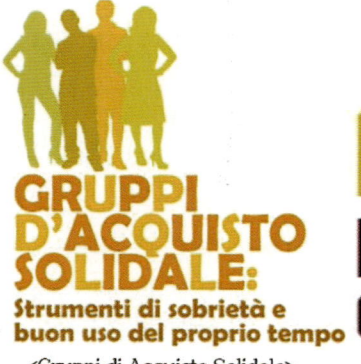 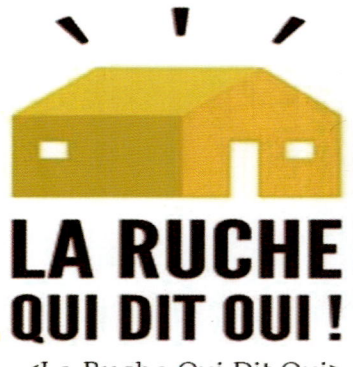 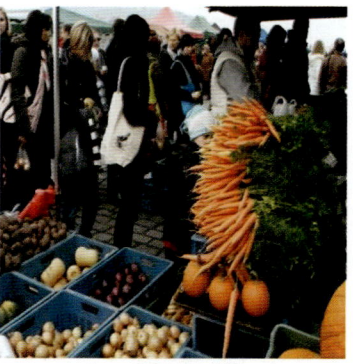

<Gruppi di Acquisto Solidale>　　<La Ruche Qui Dit Oui>　　<farmářské tržiště>

라. 유럽인의 로컬푸드 인식

　유럽인의 로컬푸드 인식은 2015년 1월 세계 3대 환경보호단체 중 하나인 지구의 벗(Friends of Earth)에서 진행하였다. 조사 지역은 영국, 독일, 프랑스, 스페인, 폴란드, 헝가리, 체코, 불가리아 등 8개국이며, 8,362명의 성인이 참여하였다.

'얼마나 자주 직거래를 통해서 농산물을 구매하는가?'에 대한 질문에 85%의 소비자는 가까운 슈퍼마켓 등을 이용하고 있으며, 파머스 마켓 등의 직거래를 통해 구매하는 경우는 50% 수준으로 조사되었다.

※ 로컬푸드 인식의 주요 내용

로컬푸드를 구매하는 것이 환경에 긍정적인 영향을 준다고 보는가?　　(75% 찬성)
로컬푸드를 구매하면 지역의 고용창출에 도움을 준다고 보는가?　　　(89% 찬성)
로컬푸드가 건강에 도움을 준다고 생각하는가?　　　　　　　　　　　(78% 찬성)
로컬푸드를 어디서 사야하는가에 대한 정보가 부족한가?　　　　　　　(67% 찬성)
정부가 로컬푸드의 활성화를 위한 지원을 해야 하는가?　　　　　　　 (91% 찬성)

제 5 장 바른 식생활과 실천

I. 바른 식생활 개념 및 실천방안

1. 바른식생활 개념 및 방향

가. 바른 식생활 개념

　바른식생활은 Green Dietary Life(녹색 식생활, 그린 식생활)로 잘못된 식생활을 개선하고 생활 속에서 녹색생활을 지킴으로써 자연과 더불어 성장하는 사회를 만드는 것. 건강을 추구하고 배려를 실천하는 자연 친화적인 식생활을 의미한다(주예영, 2011).

　Green은 초록색의 의미와 함께 각 알파벳에 의미가 포함된 줄임말이다. G는 Growth(성장)로 농어촌과 식품산업의 녹색 성장을 추구하는 식생활이다. R은 Region(지역)의 지역 전통 식문화의 계승과 지역농산물을 활용한 식생활, E는 Eco(환경)의 환경 친화적인 식생활(저탄소생성, 에너지 및 자원 절약, 환경오염 최소화), E는 Enjoyment(즐거움)의 즐거움과 풍요로움으로 생활에 활력을 더해 주는 식생활, N은 Nutrition(영양) 균형 잡힌 영양과 안전성의 확보로 국민건강을 증진시키는 식생활을 의미한다.

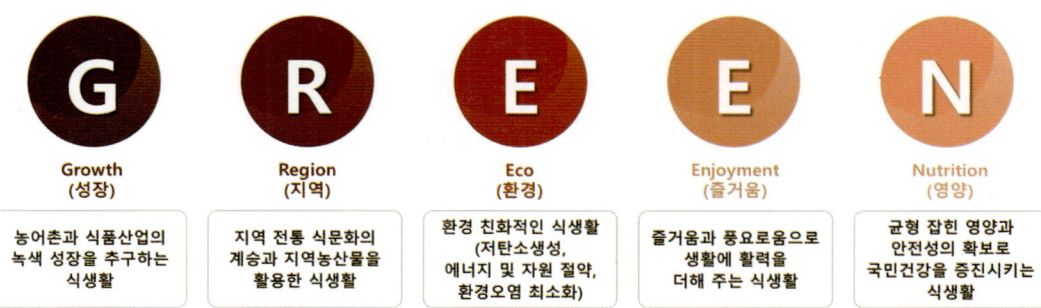

나. 식생활 변화에 따른 영향

　식생활의 변화는 개인뿐만 아니라 국가적·세계적으로도 영향을 주며, 식생활과 관련된 새로운 문제들의 중요성 인식 수준 높아지고 있고, 개인에게 미치는 영향은 영양 불균형과 이로 인한 비만과 성인병 등의 질병 증가, 식품의 생산과 가공, 처리 과정에서 발생하는 식품의 안전 문제가 발생하고, 국가에 미치는 영향으로 식량 수입 증가로 인한 식량 자급률 감소와 식량 안보 문제, 농약, 비료 사용으로 인한 환경오염, 식량 수송에 따른 에너지 낭비, 가축 사육을 위한 사료작물 재배지 확대로 산림 파괴 등의 악영향이 미치게 된다.

바른 식생활을 위해서는 다음의 사항이 고려될 필요가 있다.

01 - 1. 생산
농약, 화학비료 사용을 줄이는 친환경 농업과 에너지와 자원을 절약하는 식품 생산 방법 도입
예) 친환경농산물 생산, 지역사회 지원농업
(지산지소운동 : 지역에서 생산되는 식품은 그 지역에서 소비)

02 - 유통
식품 수송거리 단축으로 에너지를 절약하고 대기 오염을 감소시키며 식품의 신선도를 유지하여 음식물쓰레기 감소
예) 지역사회 지원농업, 농민장터, 푸드 마일리지, 탄소 마일리지, 농산물 직거래 확대

03 - 소비
제철식품, 지역농산물 사용 에너지와 자원절약, 조리·가공 시 식품첨가제 사용 절제로 식품 안전성 높이며 음식물쓰레기를 줄이는 방법의 조리·가공
예) 친환경식품 사용, 간소한 상차림, 녹색조리법 개발, 유기가공 식품인증제, 탄소표시제, 음식물쓰레기 자원화

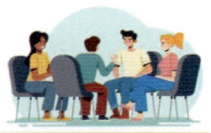

01 - 4. 교육 및 홍보
에너지와 자원 절약 지속 가능한 사회를 만드는 것, 농업과 음식에 감사하는 태도, 영양적으로 균형 있는 식사의 중요성, 전통 식문화에 대한 교육·홍보를 통해 바른 식생활 실천 장려
예) 바른 식생활, 식사예절, 음식 남기지 않기 교육, 우수전통발효식품 홍보, 학교채소 밭 가꾸기

02 - 5. 문화
에너지, 자원, 식품을 절약하는 생활 태도를 가치 있게 여기는 문화 풍토와 전통 식문화를 존중하고 올바른 식생활 가치관을 정립할 수 있는 농촌과 농업을 체험할 수 있는 기회 제공
예) 전통음식 체험관 운영, 농촌체험마을 운영, 향토음식 조리법 교육

03 - 6. 정책
중앙정부와 지방정부에서 녹색식생활을 활성화 할 수 있는 정책 수립 및 지원
예) 녹색성장 지원정책, 녹색인증제 실시, 식생활 교육지원법 시행 지원 정책

2. 바른 식생활 실천 방법

가. 환경 친화적인 식품의 생산과 소비

- 친환경 : 농약, 화학 비료 사용을 줄이는 친환경 농업, 에너지와 자원을 절약하는

식품 생산 방법 도입 식품선택 확인(친환경 농축산물 생산 및 소비, 친환경인증·우수농산물인증 표시 확인)
- 지역농산물 : 식품 수송 거리 단축은 에너지 절약, 대기오염 감소, 식품신선도 유지로 영양소 파괴 최소화 및 지역사회 생산자에게도 도움되며, 소화 흡수가 잘 되어 영양적 우수(로컬 푸드운동, 농민직거래장터, 푸드마일리지표시, 텃밭 가꾸기)
- 낭비않기 : 음식을 소중히 여기고, 과식하지 않음(음식물쓰레기 줄이기, 과식 금지, 포장이 많은 가공식품과 외식 줄이기)

나. 건강한 식생활 실천
- 규칙적인 식생활 : 끼니 거르지 않기, 제 때에 식사하기
- 균형 잡힌 식생활 : 골고루, 알맞게, 한국형 식생활, 균형식

다. 식생활의 정신적 가치 보존
- 전통 식문화 보존 : 전통 식문화는 바른 식생활의 좋은 본보기이며, 각 지역의 고유한 식문화는 문화의 다양성을 증가시켜 우리의 삶을 더욱 풍요롭게 함(전통 식생활, 향토 음식 보존)
- 식사를 통한 친교의 확대 : 가족과 함께 즐겁게 식사하기
- 요리와 삶의 여유 즐기기 : 직접 조리, 인스턴트식품 및 패스트푸드 줄이기

라. 아침밥 먹기
- 밑반찬을 넉넉히 준비해두고 전날 저녁에 국까지 준비해 놓으면 조리시간 단축
- 빵을 먹는 경우 샐러드를 곁들여 영양의 균형을 맞추고, 삶은 고구마나 감자에 우유를 곁들임.
- 물에 타서 마시기만 하면 되는 선식, 생식을 챙김
- 청소년이나 오전에 힘을 많이 쓰는 육체노동자는 탄수화물이 풍부한 밥, 빵, 고구마, 감자 위주 섭취, 단, 비만이 우려되면 과일, 채소, 우유 등 꼭 필요한 영양만 공급
- 샐러드, 우유 등 대사기능을 자극하는 정도로 가볍게
- 일어난 지 30분 지나서, 2시간이 지나기 전에
- 지나치게 부드러운 음식보다 잡곡밥, 채소, 콩 등 식감을 살릴 수 있는 음식 준비. 씹는 습관 들임

Ⅱ. 식생활지침

1. 한국인의 식생활지침

가. 한국인을 위한 식생활지침이란?[40)41)]

2021년 4월 14일 보건복지부, 농림축산식품부, 식품의약품안전처 공동으로 국민의 건강하고 균형잡힌 식생활 수칙을 제시하였다. 식생활지침은 건강한 식생활을 위해 일반 대중이 쉽게 이해할 수 있고 일상생활에 실천할 수 있도록 제시하는 권장 수칙으로, 국민영양관리법에 근거하여 '16년 「국민공통식생활지침」 발표 후 5년 만에 마련하며, 이번에는 식품 및 영양섭취, 식생활 습관, 식생활 문화의 3분야의 9가지 수칙으로 각 부처에서 건강한 식생활과 관련하여 강조하고 있는 정책적 사항들을 식생활에 적용할 수 있도록 마련한 것이 특징이다.

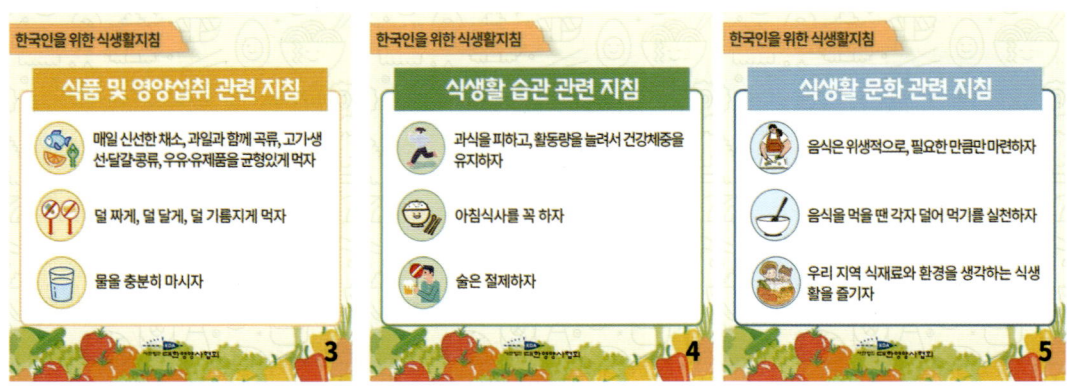

---

40) 경제정보센터(https://eiec.kdi.re.kr/policy/materialView.do?num=212804)
41) 보건복지부, 농림축산식품부, 식품의약품안전처(2021), 보도자료, 건강한 식생활을 실천해요! 정부, 「한국인을 위한 식생활지침」 발표(4.14)

2. 식품 및 영양섭취 관련 지침

가. 매일 신선한 채소, 과일과 함께 곡류, 고기·생선·달걀·콩류, 우유·유제품을 균형있게 먹자

우리나라 국민의 과일 · 채소 섭취는 감소 추세이고, 나트륨 과잉 섭취와 어린이 당류 과다 섭취 문제는 지속되고 있다. 만성질환 예방관리를 위한 과일 · 채소 권고 섭취기준은 1일 500g이나 과일 및 채소 1일 500g 이상 섭취자 분율은 ('15) 40.5% → ('17) 34.4% → ('19) 31.3%으로 감소 추세로 규칙적인 채소과일 섭취가 필요하다.

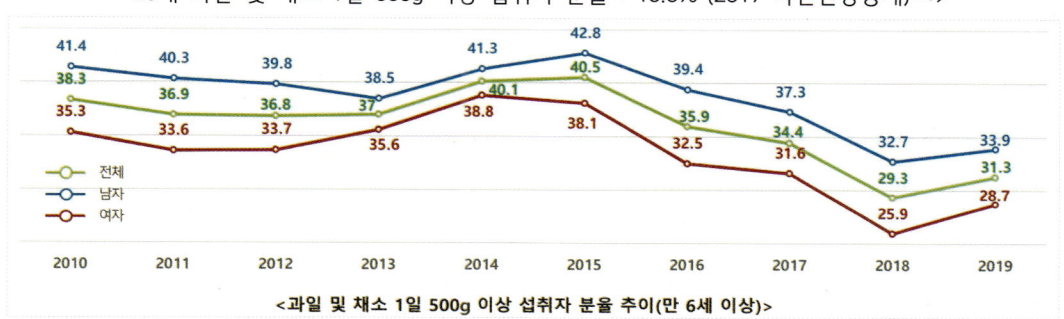

<20대 과일 및 채소 1일 500g 이상 섭취자 분율 : 16.6% (2019 국민건강통계)[42]>

<과일 및 채소 1일 500g 이상 섭취자 분율 추이(만 6세 이상)>

나. 덜 짜게, 덜 달게, 덜 기름지게 먹자

「2020 한국인 영양소 섭취기준(보건복지부, 2020)」은 19세~64세 성인의 '나트륨 만성질환 위험감소 섭취량'을 2,300mg/일로 제시하였다. 한국인의 평균 나트륨 섭취량은 3,289mg/일('19년 기준)으로 '만성질환 위험감소를 위한 섭취량'인 세계보건기구 권고량 2,000mg 대비 약 1.6배인 3,289mg('19년 기준)으로 매우 높은 수준이다. 이 섭취기준은 건강한 인구집단에서 만성질환의 위험을 감소시킬 수 있는 영양소의 최저

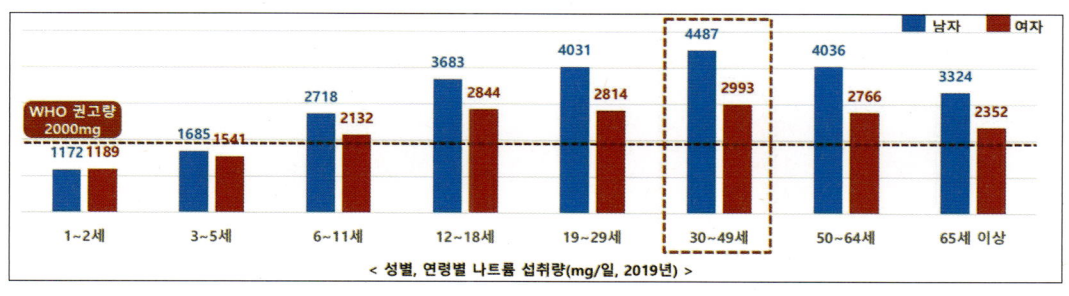

< 성별, 연령별 나트륨 섭취량(mg/일, 2019년) >

---

42) 질병관리청(2020), 2019 국민건강통계.

수준 섭취량으로, 기준보다 영양소 섭취량이 많은 경우 섭취를 줄이면 만성질환 위험도를 낮출 수 있다.

당류의 경우 유아·청소년이 섭취하는 식품의 제조과정·조리 시에 첨가되는 꿀, 시럽, 설탕, 물엿 등 첨가당 섭취량이 세계보건기구(WHO) 권고기준을 초과하고 있다. 어린이 1일 섭취 열량 대비 첨가당 섭취율은 ('18) 10.3% (WHO 권고기준 : 10%)이다.

식약처는 「나트륨·당류 저감화 추진 방안」('21.2)을 발표하고, 나트륨·당류 섭취 장기적인 목표를 제시하였다. '25년까지 나트륨 1일 섭취량 3,000mg(소금 7.5g) 이하로 감소하고, 가공식품을 통한 당류 섭취량을 1일 열량의 10% 이내로 관리할 계획이다. 가공식품 중 당류 섭취의 주공급원은 음료류, 가공식품으로 당류 섭취비율의 32.7%를 차지한다.[43]

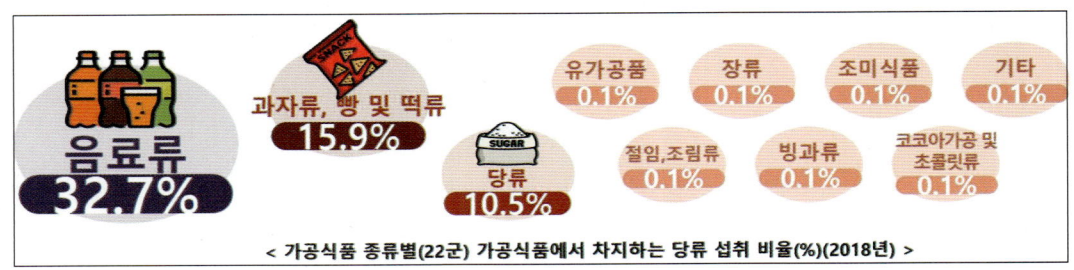

< 가공식품 종류별(22군) 가공식품에서 차지하는 당류 섭취 비율(%)(2018년) >

다. 물을 충분히 마시자

한국영양학회에 따르면 물 충분 섭취자 비율은 2015년 42.7%에서 2018년 39.6%로 감소하였다. 물은 체온 조절 등 인체의 항상성 및 생명 유지를 위해 반드시 필요하므로 충분한 섭취가 요구된다.

<성별·연령별 물 충분 섭취량[44]>

연령(세)	남성 물 충분 섭취량(mL/일)	여성 물 충분 섭취량(mL/일)
6-8	589	514
9-11	686	643
12-14	911	610
15-18	920	659
19-29	981	709
30-49	957	772
50-64	940	784
65-74	904	624
75이상	662	552

---

43) 식품의약품안전평가원(2020), 영양성분 노출평가 및 위해 평가 플랫폼 개선 연구.
44) 보건복지부, 한국영양학회(2020), 한국인 영양소 섭취기준.

3. 식생활 습관 관련 지침

가. 과식을 피하고, 활동량을 늘려서 건강체중을 유지하자 & 아침식사를 꼭 하자

보건복지부는 코로나19로 인한 일상 속 건강한 생활 독려를 위해 「코로나19 건강생활수칙」('20.9), 「한국인을 위한 걷기 가이드라인」('20.10)을 마련하였다.

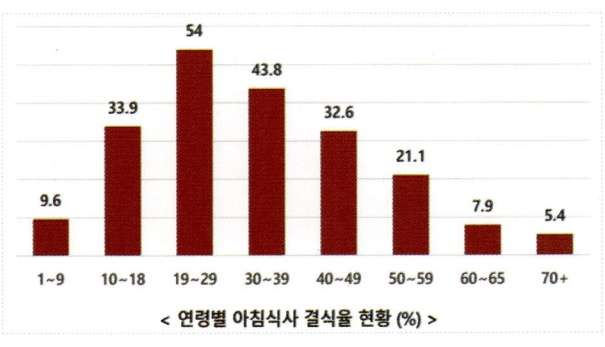

아침식사 결식률은 19세~29세가 54%로 가장 높고, 30세~39세가 43.8%로 다음 순으로 높아 청년층의 아침 결식률이 가장 높은 것을 알 수 있다.

나. 술은 절제하자

2019년 성인 남성 10명 중 4명은 비만, 신체활동 실천율, 아침식사 결식율, 고위험 음주율 등은 개선되고 있지 않아 이에 대한 꾸준한 관리가 필요하다. 2019년 성인 남성 비만 유병률(체질량지수 25kg/m² 이상)은 41.8%(질병관리청, 2020)이다.

<식생활습관 현황(2020)>

항목	현황		
성인 비만 유병률	'14년 30.9%	→	'19년 33.8% (질병관리청, 2020)
아동·청소년 비만율	'15년 11.9%	→	'19년 15.1% (교육부, 2020)
유산소 신체활동 실천율	'14년 58.3%	→	'19년 47.8% (질병관리청, 2020)
아침식사 결식률	'14년 24.1%	→	'19년 31.3% (질병관리청, 2020)
고위험 음주율	'14년 13.5%	→	'19년 12.6% (질병관리청, 2020)

4. 식생활문화 관련 지침

가. 음식은 위생적으로, 필요한 만큼만 마련하자 & 음식을 먹을 땐 각자 덜어 먹기를 실천하자

우리나라 음식물류 폐기물 배출량은 증가 추세이며, 코로나19로 위생적인 식습관 문화 정착 필요성은 더욱 커진 상황이다. 식중독 발생건수/환자수는 ('15년) 330건/5,981명→ ('17) 336건/5,649명→ ('19) 286건/4,075명[45] 감소하고 있다. 농식품부와 식약처는 음식 덜어먹기 확산을 위한 '덜어요' 캠페인을 추진 중이며, 식약처는 남은 음식 싸주기 등 음식물쓰레기 줄이기 운동을 음식문화개선사업 일환으로 추진 중이다.

<식문화 개선 관련 인지도 및 실천율[46]>

	내 용	1차 조사(7월)	2차 조사(10월)	3차 조사(12월)
인지도	• 식문화개선이 시급하다	81.4	-	-
	• 식문화개선 취지를 이해하고 있다	-	77	80.9
	• 식문화개선 홍보, 캠페인을 알고 있다	31	61	77.2
	• 지속적인 식문화개선 캠페인이 필요하다	-	-	92.3
실천율	• 덜어 먹기를 일상에서 실천하고 있다	65.8	76	81.4
	• 집에서 덜어 먹고 있다	-	69	75.6
	• 외식에서 덜어 먹고 있다	-	83	87.2
	• 국자, 집게 등이 마련되어 있지 않다	58.2	-	-
	• 국자, 앞접시 등을 적극 활용한다	-	85	89.5

나. 우리 지역 식재료와 환경을 생각하는 식생활을 즐기자

농식품부는 지역에서 생산된 농산물(로컬푸드)을 기반으로 하는 지역 푸드플랜을 통해 지역경제 활성화와 함께 신선한 먹거리 제공, 푸드 마일리지 감소 등 환경보호를 추진하고 있다. 지역 푸드플랜은 지역 내 생산-소비 연계 강화, 취약계층 영양 개선 등 먹거리 복지, 농산물 안전관리 및 환경부담 완화 등을 포함한 지역단위 먹거리 선순환 종합전략이다. 로컬푸드 활용 범위를 확대(직매장-급식-취약계층 지원 등)함으로써 ①농업인 소득 증대, ②먹거리 복지 및 안전성 제고, ③사회적경제 및 공동체 활성화, ④푸드 마일리지 감축 등 지역 푸드플랜이 추구하는 다양한 사회적 가치 실현이 가능하다. 지역 푸드플랜 및 로컬푸드 직매장 현황은 영세농(0.5ha 미만) 직매장 참여 ('19) 13천명 → ('20) 18천명, 직매장 소비자 회원수 : ('19) 1,360천명 → ('20) 4,382천명으로 지속 증가하고 있다.

---

45) 식품의약품안전처(2019). 식중독통계.
46) 농림축산식품부(2020). 식문화 개선 인지도 및 실천율 설문조사 결과.

Ⅲ. 바른 식생활 실천

1. 나의 식생활 자가진단[47]

#1 환경친화적 식생활 실천

*그렇지않다 0점, 보통이다 1점, 그렇다 2점

- 인증마크를 확인하고 친환경 농산물을 주로 구입한다. (   )
- 원산지를 확인하고 국내산 농산물을 주로 구입한다. (   )
- 지역농산물(로컬푸드) 매장을 주로 이용한다. (   )
- 식재료는 필요한 만큼 구입한다. (   )
- 식사할 때 음식물을 남기지 않는다. (   )
- 음식물쓰레기와 아닌 것을 철저하게 구분한다. (   )

※합계 : (   )

#2 건강한 한국형 식생활 실천

*그렇지않다 0점, 보통이다 1점, 그렇다 2점

- 하루 세 끼 규칙적으로 식사를 한다. (   )
- 채소, 과일, 유제품, 콩제품, 고기, 생선을 골고루 섭취한다. (   )
- 단 음료 대신 물을 마신다. (   )
- 계절에 따른 제철 음식을 선호한다. (   )
- 한국형 식생활(밥과 고른 반찬)을 선호한다. (   )
- 한국 전통음식 조리법을 알고 있다. (   )

※합계 : (   )

#3 감사하고 배려하는 식생활 실천

*그렇지않다 0점, 보통이다 1점, 그렇다 2점

- 가족과 즐겁게 대화하며 식사를 한다. (   )
- 농업·농촌 체험을 가 본 경험이 있다. (   )
- 전통식생활문화체험(김치, 장담그기 등)을 한 경험이 있다. (   )
- 먹거리 생산과정(생산, 유통, 가공, 조리)의 수고를 안다. (   )
- 텃밭(화분)을 가꾸고 재배하여 먹어본 경험이 있다. (   )
- 음식을 먹을 때 늘 감사한 마음을 갖는다. (   )

※합계 : (   )

---

[47] 농림축산식품부, 식생활교육국민네트워크(2019). 「바른식생활 함께 실천해요」 리플렛.

2. 나의 식생활 자가진단 결과[48]

가. 나의 식생활 자가진단 결과

*아래 도형의 해당하는 영역 점수에 점을 찍고 점끼리 연결하여 방사형 그래프 그리기

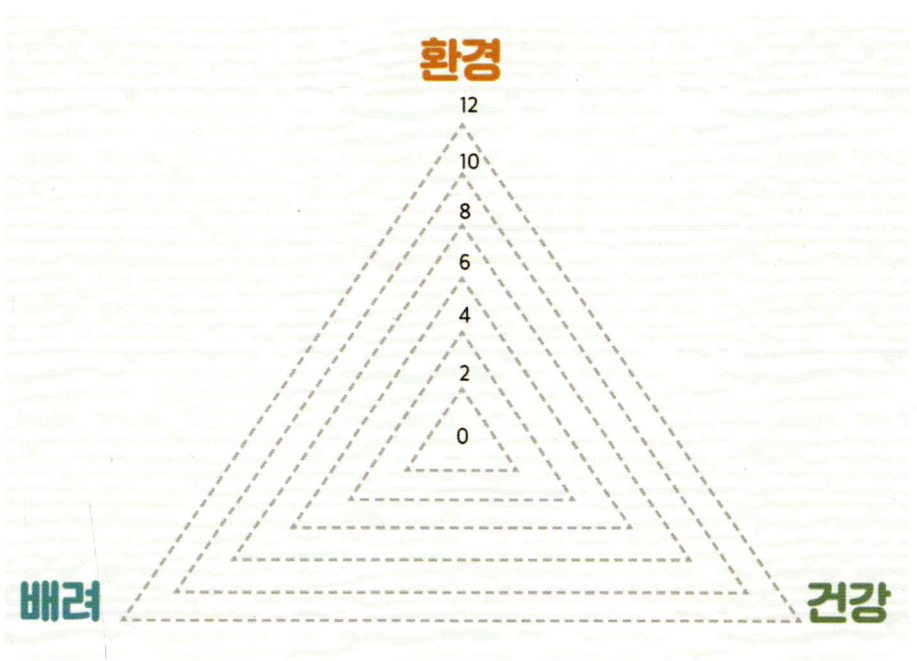

---

48) 농림축산식품부, 식생활교육국민네트워크(2019). 「바른식생활 함께 실천해요」 리플렛.

나. 나의 식생활 자가진단 결과 해석

기준	유형	특징	진단결과
	바른 식생활 실천형	각 항목 모두 9점 이상	평소 환경을 생각하는 소비, 건강한 식생활, 우리 먹거리의 소중함을 알고 있으며, 농업의 가치를 인식하고 배려와 감사의 마음을 갖는 바른 식생활의 대표적인 유형
	환경 친화형	환경부문 점수 9점 이상	농식품 구매, 소비과정에서 환경을 생각하고, 우리 농산물에 대한 관심이 높은 편임. 또한, 음식물 쓰레기를 줄이기 위한 노력을 통해 환경 친화적 식생활을 실천하고 있는 유형
	건강한 식생활형	건강부문 점수 9점 이상	채소, 과일, 유제품, 콩제품, 고기, 생선 등의 다양한 영양소를 골골 섭취하는 한국형 식사를 선호하는 편임. 또한 가족과의 식사를 통해 여유로운 식생활 즐기는 유형
	배려형	배려부문 점수 9점 이상	전통음식의 소중함을 알며, 텃밭이나 주말농장 경험을 통해 농업·농촌의 중요성을 인식하고 먹거리 생산자에게 감사하는 마음가짐
	식생활 개선형	각 항목 점수 모두 9점 이하	바른 식생활을 통해 환경과 건강을 지키고, 우리 먹거리와 농업·농촌을 지키기 위해 배려와 감사의 마음을 더 가질 수 있도록 노력 필요함

제6장 건강체중과 식생활 관리

I. 건강과 비만

1. 건강과 건강체중

가. 건강과 건강체중

　건강이란 단지 질병이 없거나 허약하지 않은 상태뿐만 아니라 신체적, 사회적, 정신적으로 완전하게 안녕한 상태를 말하며, 신체적 건강(Physical Health), 사회적 건강(Social Health), 지적 건강(Intellectual Health), 감정적 건강(Emotional Health), 환경적 건강(Environmental Health), 정신적 건강(Spiritual Health)의 6가지 요소가 포함된다.

　건강체중(Healthy Weight)이란 자신의 성별, 연령, 키에 대해 통계적으로 만성퇴행성 질환(암, 심장병, 고혈압, 당뇨병 등)에 의한 사망률이 가장 낮은 체중을 말하며, 미국의 1990년대 중후반 이상적인 체중과 체격에 대한 논란을 단순화하기 위해 체중은 건강을 유지할 수 있는 범위 내에 있어야 한다는 것을 전제로 개념이 형성되었다.

　건강체중은 체중(kg)을 키(m)의 제곱으로 나눈 체질량지수 BMI(Body Mass Index)가 정해진 범위 안에 속하며, 체중에 대한 총체지방량과 총근육량의 비율이 각각 적절한 상태일 때 건강체중이라고 한다.

　건강을 위협하는 주요 사망 원인은 만성퇴행성 질환과 생활습관병(고지방 위주의 식이 등), 기타 환경오염, 유전, 건강진료 등 잘못된 생활습관에 의해 발생하면서 건강체중의 필요성이 증가하고 있다.

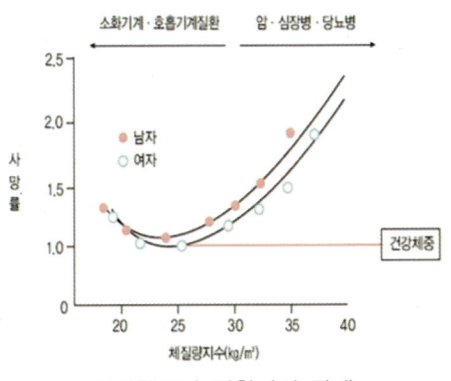

<건강체중과 질환과의 관계>

나. 신체 조성(Body Composition)

신체는 무기질, 수분(세포외액, 세포내액), 글리코겐, 단백질, 지방 등으로 구성되어 있으며, 지방은 지방조직(Fat Mass)과 제지방(Fat Free Mass)으로 구분되고 제지방은 Lean Body Mass(LBM)라고도 한다.

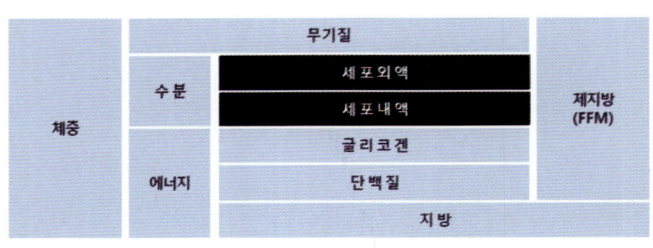

<신체 조성 분류>

바람직한 신체조성(Body Composition)은 수분이 체중의 60% 정도여야 하며, 수분은 세포외액과 세포내액으로 구성되고 나이가 들수록 체수분율은 감소하게 된다. 근육은 체중의 20% 정도이고, 균형잡힌 영양 섭취, 유산소운동, 저항성 운동을 병행하여 관리가 필요하다. 체지방은 열량 저장, 체온 유지, 장기보호, 쿠션 기능을 하며, 정상 체지방율은 남성이 10~20%, 여성은 18~28%이다. 과다한 복부비만은 고혈압, 심혈관질환, 당뇨병 등 성인병의 원인이 된다. 뼈는 무게의 50%는 수분이고 나머지 50%는 단백질, 무기질 등 고형물질로 구성되어 있다. 뼈의 신체조성은 체중의 12~15% 정도를 차지하며, 과도한 다이어트는 골질량 감소와 탄력성 저하의 원인이 된다.

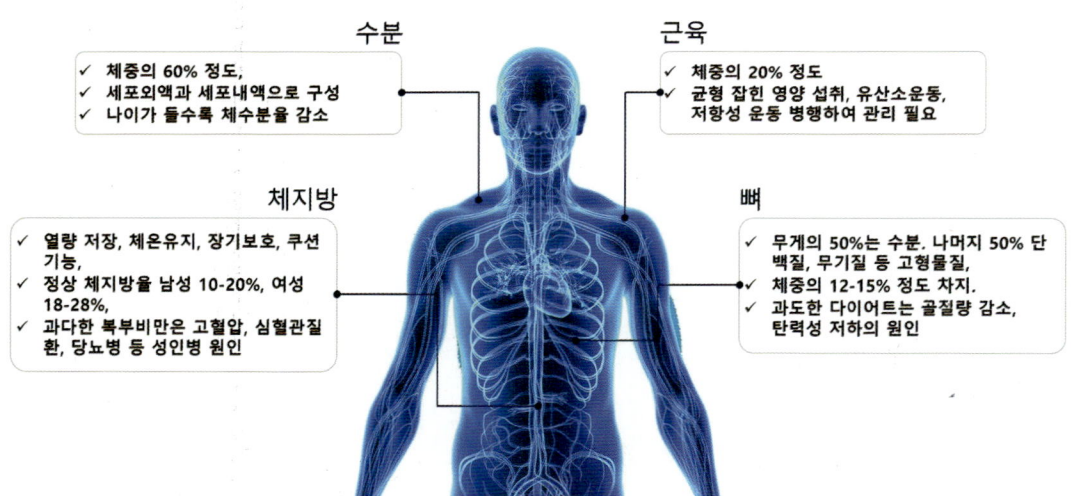

2. 비만

가. 비만(Obesity)이란?

비만이란 음식 섭취량은 많고 활동량은 적어 섭취 열량이 소비 열량보다 많을 때,

체내에서 사용되지 않고 남은 열량이 지방으로 전환되어 피하조직과 내장 주변에 지방이 과다하게 축적된 상태를 말한다.

세계보건기구의 체질량지수(BMI)에 의한 비만 기준은 다음과 같다. BMI는 키의 m제곱으로 체중을 나눈 값을 말한다.

분류	아시아·태평양 국가	미국
건강(정상)체중	18.5-22.9	18.5-24.9
과체중	23.0-24.9	25.0-29.9
경도비만	25.0-29.9	30.0-34.9
중등도비만	30.0-34.9	35.0-39.9
고도비만	≥35.0	≥40.0

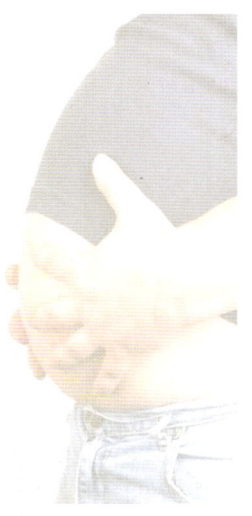

나. 비만의 분류

비만은 원인, 발생 시기, 지방조직형태, 지방분포, 지방위치에 따라 분류하고 있으며, 주된 분류 특성은 다음과 같다.

원인에 따라서는 과식, 운동부족에 의한 단순비만, 내분비와 유전 등에 의한 증후성비만으로 구분하고, 발생시기에 따라 영아기, 5~6세, 사춘기에 주로 발생하는 소아비만, 남성은 35세 이상, 여성은 45세 이상에서 발생하는 성인비만으로 구분한다. 지방조직형태에 따라서 지방세포수와 크기가 같이 증가하는 소아비만, 지방세포크기만 증가하는 성인비만 형태인 지방세포비대형으로 구분된다. 지방분포에 따라 남성형으로 사과형비만인 상체비만, 여성형으로 서양배형비만인 하체비만으로 구분되고, 지방위치에 따라 내장지방형과 피하지방형으로 구분한다.

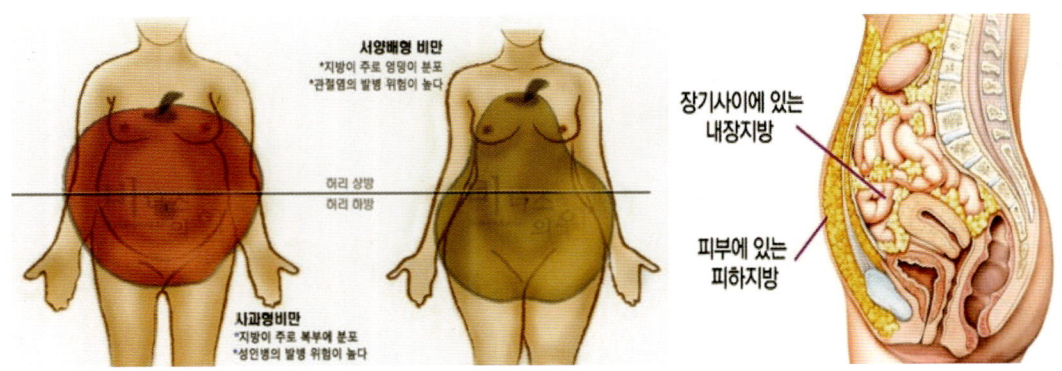

<사과형과 서양배형비만, 내장지방형과 피하지방형 비만>
출처 : 비너스의원<사과형 비만과 서양배형 비만>, <피하지방형과 내장지방형>

다. 비만의 원인

유전적인 비만의 원인은 체중고정점 이론, 부모와 자녀의 비만 일치도, 비만유전자 등이 있다. 체중고정점 이론은 에너지 섭취량의 변화가 있어도 체중은 일정하게 유지된다는 이론으로 섭취량의 변화나 운동량의 변화가 있어도 체중이 일정하게 유지되는 경향을 말한다. 부모와 자녀의 비만 일치도는 부모의 비만정도에 따라 자녀의 비만정도가 유사한 경향을 보이는 것을 말하며, 비만유전자는 절약유전자라고도 하며, 에너지 섭취량과 흡수율을 높이고, 에너지 소비량 감소시키는 유전자의 존재 유무에 따라 비만의 정도에 영향을 미친다는 이론이다.

환경적 원인은 식사시간, 식사횟수, 빠른식사속도, 고지방음식의 과다 섭취, 고설탕음식의 과다 섭취, 식이섬유질 섭취 부족, 1인 1회 분량 증가 등이 해당될 수 있다.

비만인의 에너지대사는 식이섭취량 증가와 갈색지방조직의 열 발생 능력 저하, 기초대사량과 식품 섭취에 따른 에너지 소비량 감소, 섭취에너지의 체지방 전환율 향상, 체내 에너지대사 낭비회로 발달 저하 등의 영향을 받고 있다.

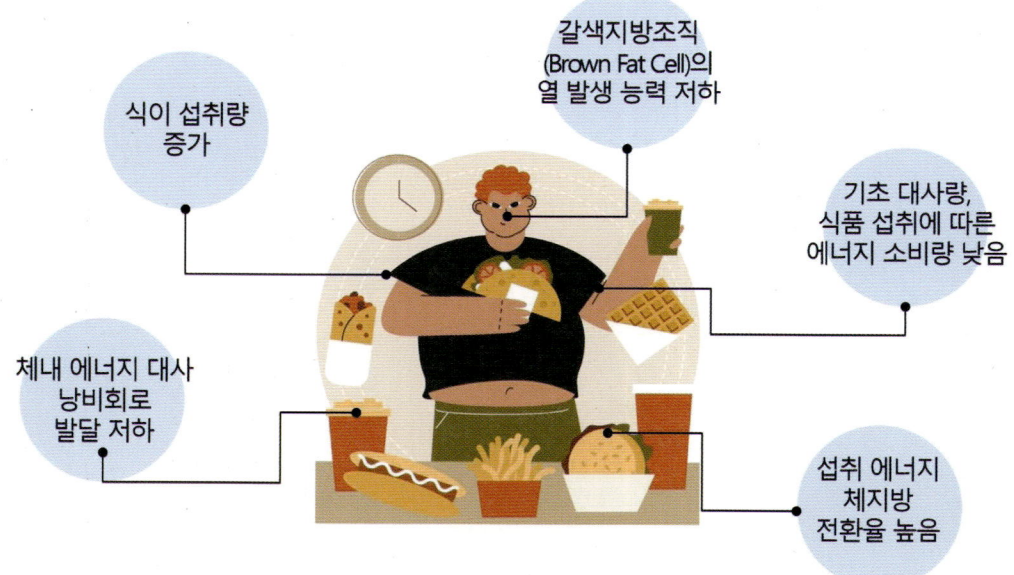

Ⅱ. 건강체중의 판정

1. 신체계측에 의한 판정

신체계측에 의한 건강체중의 판정은 허리둘레를 이용한 판정, 허리둘레와 엉덩이둘레를 이용한 판정, 체지비율에 의한 판정, 체지방측정에 의한 판정 방법 등이 있다.

가. 허리둘레 기준에 의한 판정

복부지방률(WHR, Waist to Hip Ratio)는 허리둘레를 엉덩이둘레로 나눈 비율을 말한다. 재는 부위는 배꼽에서 2cm 정도 윗부분, 갈비뼈 맨 아랫부분에서 가장 둘레가 얇은 허리를 재고, 엉덩이둘레는 엉덩이에서 가장 넓은 부위를 잰다.

- WHR = 허리둘레 ÷ 엉덩이둘레
  *비만 판정 : 남성 ≥ 0.95 이상, 여성 ≥ 0.85 이상
- WC : 허리둘레 기준에 의한 판정
  *비만 판정 : 남성 ≥ 36inch(90cm) 이상, 여성 ≥ 32inch(80cm) 이상

나. 체지방에 따른 판정

체지방을 측정하는 방법은 피부두겹두께측정방법과 생체전기저항분석법이 있다.

피부두겹 두께 측정 방법은 스킨폴드 캘리퍼(Skinfold Caliper)를 이용하여 피부두겹 두께를 측정하는 것이다.

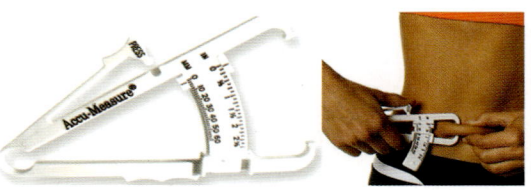

<캘리퍼(caliper)>

생체전기저항분석법은 다리와 팔에 약한 전류를 통하게 하여 신체저항을 측정하는 것으로 가장 대표적인 측정도구로 인바디(Inbody)가 있다. 인바디는 수분이 많은 근육에는 전류가 잘 흐르고 수분이 적은 지방에는 전류가 잘 흐르지 않는다는 원리를 이용하여 인체에 미세한 전류를 통과시킬 때 발생하는 저항값(임피던스)을 계측하여 인체의 구성 성분인 체수분, 단백질, 무기질, 지방을 측정한다.

체지방에 의한 판정은 체중에 비해 지방량이 남성의 경우 25% 이상일 때, 여성의

경우 30% 이상일 때 비만으로 판정한다. 내장지방형은 체지방량이 40% 이상일 때, 피하지방형은 체지방량이 40% 미만일 때 비만으로 판정한다.

- ▶ 비만 판정 : 남성 ≥ 25% 이상, 여성 30% 이상
- ▶ 내장지방비만과 피하지방비만 판정
  - *내장지방형비만 판정 : 체지방량 ≥ 40%
  - *피하지방형비만 판정 : 체지방량 < 40%

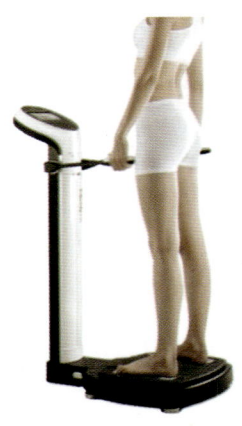

<인바디(inbody)>

2. 상대체중에 의한 판정

가. 상대체중에 의한 판정 방법(Broca Index)

표준체중에 의한 상대체중으로 비만도를 산출하는 방법은 현재체중과 신장을 이용하여 표준체중을 구하고, 현재체중과 표준체중으로 상대체중을 구한 후 판정기준치를 적용하여 비만 정도를 판정하는 것이다.

- ▶ 표준체중(kg) 구하기
  - *신장 160cm 이상 : (신장(cm)-100)×0.9
  - *신장 150~160cm : (신장(cm)-150)×0.5+50
  - *신장 150cm 이하 : 신장(cm)-100
- ▶ 상대체중에 의한 판정
  - *비만도(%) = (현재체중÷표중체중)×100
- ▶ 판정기준치
  - *90% 이하 저체중, 90~110% 건강(정상)체중, 110~120% 과체중, 120% 이상 비만

3. BMI에 의한 판정

가. BMI와 체지방량을 이용한 판정

BMI와 건강체중을 이용한 판정은 3단계로 진행된다. 1단계는 키의 m제곱으로 체중을 나눈 수치인 BMI의 범위가 건강체중의 범위인 18.5~22.9에 해당하는지 여부 판정을 하고, 2단계는 체지방량이 남성의 경우 15% 이하, 여성의 경우 25% 이하인지를 판정한 후 3단계로 건강체중 여부는 1단계와 2단계 모두 충족 시 또는 2단계만 충족 시에도 건강체중으로 판정한다.

Ⅲ. 건강체중과 식생활관리

1. 식생활 습관 관리

가. 식생활 습관 점검표

자신의 식생활 습관을 주기적으로 점검하는 것은 체중 관리를 위한 좋은 습관이 될 수 있다. 식습관 점검 사항은 다음과 같다.

음식은 다양하게 골고루	• 편식하지 않고 골고루 섭취 • 끼니마다 다양한 채소 반찬 섭취 • 생선, 살코기, 콩 제품, 달걀 등 단백질 식품 매일 한번 이상 섭취 • 우유 매일 두 컵 마심	
많이 움직이고, 먹는 양은 알맞게	• 매일 한 시간 이상 적극적인 신체 활동 • 나이에 맞는 키와 몸무게를 알고 표준체중 유지 • TV 시청과 컴퓨터 게임 하루 두 시간 이내로 제한 • 식사와 간식은 적당한 양을 규칙적으로	
식사는 제때에 싱겁게	• 아침밥 실천 • 음식은 천천히 • 짠 음식, 단 음식, 기름진 음식 제한	
간식은 안전하고 현명하게	• 간식으로 신선한 과일과 우유 실천 • 과자, 탄산음료, 패스트푸드 제한 • 불량식품 섭취 제한 • 식품 영양표시, 유통기한 확인	
식사는 가족과 함께	• 가족과 함께 식사 • 음식 먹기 전 손 씻기 • 바른 자세로 앉아 감사하는 마음으로 먹기 • 음식은 남기지 않기	

나. 피해야 하는 습관

건강체중을 유지하기 위해 피해야 하는 식습관을 검토하는 습관도 필요하다.

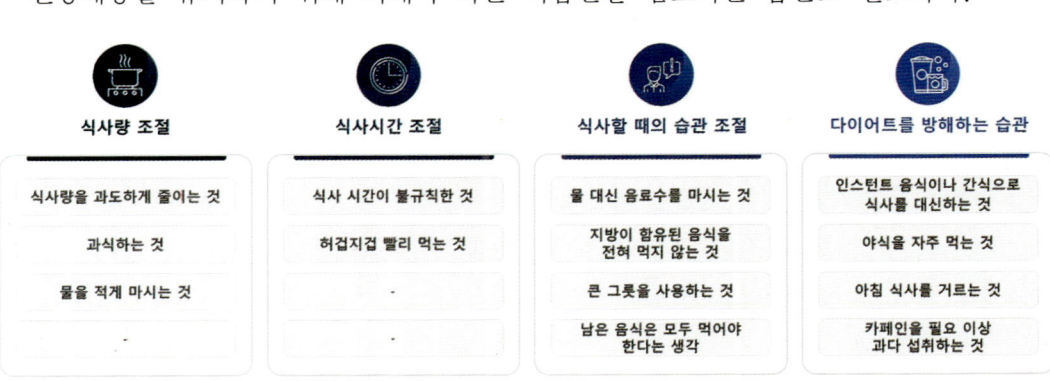

다. 잘못된 식습관 바로잡기

잘못된 식습관을 바로잡기 위해서는 다음 사항이 도움이 될 수 있다.

불규칙한 식사시간
- 불규칙한 식사시간이라도 최대한 식사시간 일정하게 유지
- 식사시간이 많이 늦어질 경우 적절한 간식으로 혈당 관리
- 늦은 시간의 식사는 외식보다 영양을 갖춘 식사 실천

빠른 식사시간
- 하루 스케줄 중 식사시간 최소 20~30분 정도 배정
- 음식을 입에 넣은 후 수저를 내려놓고 충분히 씹어서 삼킨 뒤 다시 수저 들기
- 국은 따로 섭취
- 한 그릇 음식보다 밥과 반찬 따로 준비

과식이나 폭식 습관
- 식사일기 작성
- 규칙적인 식사 패턴 결정(식사 양, 음식 종류 등)
- 개인접시 활용, 평소 사용그릇보다 작은 크기의 그릇 사용
- 유혹적인 음식 눈에 띄지 않게 하거나 구입하지 않도록 함
- 스트레스로 인한 폭식 습관을 운동, 음식듣기, 영화보기, 수다 떨기 등 다른 취미활동으로 극복

2. 영양소별 섭취 방법

가. 탄수화물

탄수화물 함유 식품은 밥, 라면, 국수, 과자, 떡, 빵, 감자, 고구마, 찰옥수수, 잼류, 사탕류 등이다. 탄수화물이 결핍되면 몸에 저장되어 있던 glycogen과 지방, 단백질을 대체 에너지로 사용하고 단기적 부족은 저혈당으로 의기소침, 활력저하, 정신기능 지체, 수면 부족, 불쾌감, 신경과민을 일으키게 되고 장기적 결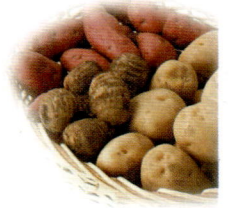핍은 무기질 부족으로 심장박동이 불규칙해지고 근골격이 약해져 관절과 결합조직에 영구손상을 일으키게 된다. 반면 탄수화물이 과잉되면 쓰고 남은 포도당은 간과 근육에 글리코겐 형태로 저장되고 남은 탄수화물은 지방으로 전환되어 복부에 저장되어 체내 지방 및 콜레스테롤로 축적되며, 과다할 경우 당뇨, 고혈압, 심장병, 비만 유발의 원인이 될 수 있다.

탄수화물 섭취는 흰 쌀밥이나 일반 빵보다 현미밥이나 통밀 등 도정하지 않은 곡류 섭취가 권장되며 이들 식품류는 식이섬유가 풍부해 포만감을 느끼고, 소화 속도가 느려 다이어트에 효과적이다. 탄수화물 중독에서 벗어가기 위해서는 혈당지수(GI)가 낮은 탄수화물을 섭취하고, 탄수화물 양을 줄이고 달걀흰자, 살코기, 생선 등 단백질 풍부한 음식 섭취량을 늘린다. 탄수화물의 양을 미리 먹을 만큼 덜어놓고 천천히 섭취한다.

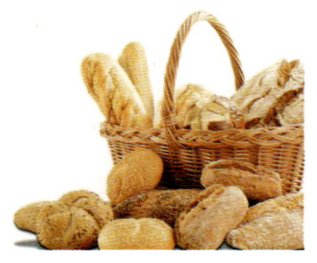

아래 표를 활용하여 탄수화물 중독 자가진단을 해보자.

순번	문항
1	아침에 밥보다 빵을 주로 먹는다.
2	오후 3~4시 쯤이면 집중력이 떨어지고 배고픔을 느낀다.
3	밥을 먹는 게 귀찮게 느껴질 때가 있다.
4	주위에 항상 초콜릿이나 과자 같은 간식이 있다.
5	방금 밥을 먹었는데도 허기가 가시지 않는다.
6	잠들기 전에 야식을 먹지 않으면 잠이 오지 않는다.
7	식이요법을 3일 이상 해본 적이 없다.
8	단 음식은 상상만 해도 먹고 싶어진다.
9	배가 부르고 속이 더부룩해도 자꾸만 먹게 된다.
10	음식을 방금 먹은 후에도 만족스럽지 않다.

※3개 이상일 경우 중독가능성, 4~6개는 중독위험성, 7개 이상이면 중독을 의심해봐야 한다.

나. 단백질 섭취

단백질을 함유한 대표식품은 쇠고기, 돼지고기, 닭고기 등의 육류, 생선, 조개, 굴 등의 어패류, 두부, 콩, 두유 등의 콩류, 호두, 땅콩, 잣 등의 견과류, 달걀, 우유, 치즈 등이 있다. 단백질이 결핍되면 필수아미노산 결핍으로 성장 저하, 면역력 저하, 빈혈 등이 발생할 수 있으며, 단백질이 과잉되면 단백질 분해 과정에서 체내 질소 노폐물을 형성하여 신장에 부담을 줄 수 있다. 단백질 하루 적정섭취량은 체중 1kg당 1.0~1.5g으로 하루 필요량을 꾸준히 섭취한다. 닭가슴살 같은 동물성 단백질과 콩류, 견과류 등의 식물성단백질 함께 섭취하는 것이 좋다.

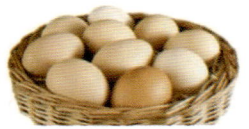

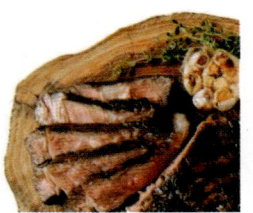

다. 지방 섭취

지방은 포화지방과 불포화지방, 트랜스지방, 중성지방이 있다. 포화지방은 상온에서 고체나 반고체상태로 동물성지방에 풍부하고 심혈관질환 등 성인병 발생 가능성이 있다. 불포화지방은 상온에서 액체이며, 오메가3, 오메가6, 식용유, 올리브유, 생선 등에 풍부하다. 트랜스지방은 식품 가공 시 불포화지방산인 식물성기름이 변형된 것으로 마가린, 쇼트닝에 풍부하며 심혈관질환, 당뇨병 위험을 높인다고 알려져 있다. 중성지방은 물에 녹지 않는 지방으로 에너지원으로 사용되며 과잉 시 비만, 고혈당, 동맥경화증의 위험을 높인다.

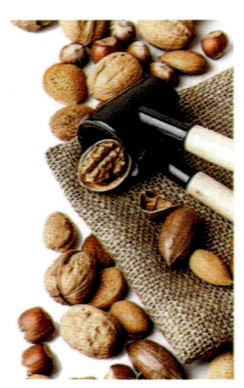

지방 함유 대표식품은 육류, 유제품 등과 고등어, 꽁치, 참치, 삼치 등의 어패류, 콩기름, 참기름, 들기름, 올리브유, 견과류(호두, 땅콩, 잣 등) 등이다. 지방이 결핍되면 피부 건조, 집중력 저하, 피로감, 면역력 저하 등이 발생하고 지방이 과잉되면 비만, 심장병 위험, 심혈관 질환인 심장마비, 뇌졸중 발생 가능성이 높아진다. 지방을 섭취할 때는 트랜스지방(마가린 등), 동물성지방(돼지고기 등)의 섭취량 줄이고, 오메가3지방산(DHA, EPA)의 오메가6지방산 섭취 비중을 높인다.

라. 비타민 섭취

비타민 종류는 지용성비타민과 수용성비타민이 있고, 지용성비타민은 비타민 A, D, E, K가 속하며 식품 속 지방과 함께 섭취되어 간이나 지방세포, 피하지방 조직에 오랫동안 저장되고 과량섭취 시 체내 축적되어 독성 유발 가능성이 높다. 수용성비타민은 비타민 B 복합체, 비타민 C가 있고, 체내조직에 저장이 되지 않아 매일 음식으로 공급해야 하며, 과잉 시 배출된다.

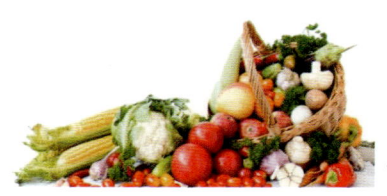

비타민은 3대 영양소의 에너지 발생에 관여하여 신체 각 기관 기능을 조절하고, 신경 안정, 생리기능조절, 뇌 활동 촉진의 기능을 한다. 비타민은 탄수화물, 지방, 단백질을 효율적으로 이용하게 하는 유기화합물로 생존에 필수적인 물질이다.

마. 무기질 섭취

무기질은 식품을 완전히 연소할 때 재처럼 남는 것으로 열·빛·산·알칼리에 분해되지 않는다. 인체 내에는 약 40여종의 무기질이 존재한다. 1일 100mg 이상 섭취해야 하는 다량무기질로는 칼슘, 인, 황, 칼륨, 나트륨, 염소, 마그네슘 등이 있고, 1일 100mg 미만 섭취하는 소량무기질은 철,아연, 구리, 요오드, 셀레늄, 망간 등이 있다.

무기질은 산과 염기의 균형을 조절하여 체내 pH를 유지하고, 신체 필수 성분인 호르몬과 효소 구성성분이며, 물의 균형을 조절하고, 촉매 작용을 한다.

3. 식이섬유와 물 섭취

가. 식이섬유소 섭취

식이섬유소는 탄수화물의 한 종류로 장내 소화효소에 의해 분해되지 않는 식품으로, 식이섬유소의 종류는 수용성 식이섬유와 불용성 식이섬유가 있다. 수용성 식이섬유는 과일류, 해조류, 견과류에 함유되어 있으며, 콜레스테롤과 중성지방을 낮춰 심장질환 예방에 도움을 주고, 당의 흡수를 낮춰 당뇨병 예방과 치료에 도움이 되며, 포만감으로 체중조절에 유리하다. 불용성 식이섬유는 곡류, 콩류, 채소류에 함유어 있고 변의 부피를 늘려 부드럽게 해주고, 유익한 장내 세균 증식에 도움을 주어 장운동 촉진과 변비 예방을 하며, 발암물질에 달라붙어 배출을 도와 대장암 예방 역할을 한다.

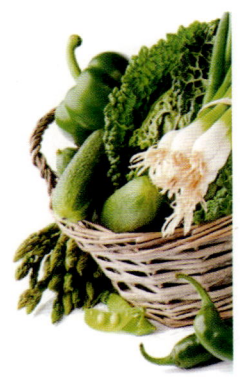

식이섬유소는 하루 성인 권장량인 20~25g을 섭취하되 매끼 잡곡밥, 나물반찬 2~3가지와 하루 2회 과일 섭취가 권장된다. 수용성 섬유소와 불용성 섬유소를 골고루 섭취해야 하며, 충분한 물과 함께 섭취해야 하며 그렇지 않으면 오히려 변비를 악화할 위험이 있다. 가공하지 않은 자연식품으로 섭취해야 섬유소 함량이 높다. 성장기 어린이나 노약자는 영양소와 비타민, 무기질의 흡수를 저해하고 탈수 위험이 있어 과도한 섭취를 지양하는 것이 좋다.

나. 물 섭취

물은 몸의 전체를 순환하며 체내 산소를 운반하고 신진대사를 촉진하며, 체온 조절, 노폐물 배출로 독소가 쌓이는 것을 막아주고 해독작용을 하는 등 건강을 지키는 데 중요한 역할을 한다. 물은 소변과 대변으로 독소를 배출한다. 보통 독소가 배출되는 경로는 크게 대변, 소변, 땀, 호흡, 모발과 손발톱이다. 체내 수분이 부족하면 자주 갈증을 느끼거나 근육에 탄력이 없어 피부가 건조해지며, 눈이 가렵고 불편하며 편두통과 어지럼증이 발생하고, 소변 양이 감소하며, 색이 진해진다. 변비가 생기면 탈수의 신호일 수 있다.

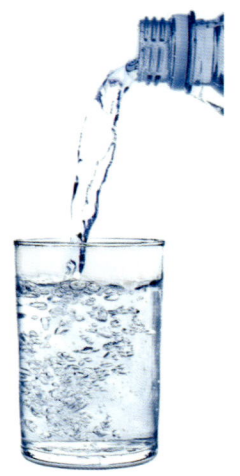

세계보건기구 기준 하루 물 섭취권장량은 1.5~2L(약 8~10컵)이 권장되고 있다. 물의 현명한 섭취방법은 한꺼번에 많은 양을 마시기보다 자주 마시고, 갈증이 나기 전 조금씩 마시며, 약간 미지근한 물을 천천히 음미하며 마신다. 아침에 일어나자마자 공복에 한잔 마시고, 식사 전후 30분이나 1시간이 지난 후 마시며, 운동하기 이전과 운동 이후 조금씩 나눠 마신다.

제 7 장 건강한 식단 관리

Ⅰ. 식품구성자전거[49]

1. 균형식

가. 균형식의 이해

균형식이란 인체가 필요로 하는 영양소를 적당량 함유하여 인체 영양요구량을 충족시켜 주는 식사를 말하며, 신체가 건강을 유지하고 활기 있게 행동하기 위해 필수적이고, 식사로 충분한 영양을 충족하지 못하면 면역력이 감소하여 질병에 걸리기 쉽고 쉽게 피로해지며 활력이 감소하게 된다. 균형잡힌 식사를 실천하기 위해서는 한국인영양섭취기준의 식사구성안을 활용한다.

나. 식사구성안

식사구성안은 영양 섭취 기준에 맞추어 여러 식품의 영양소가 적절히 함유된 균형잡힌 식사를 위해 고안된 것으로 균형식을 쉽게 실천할 수 있도록 식품 속에 함유된 대표 영양소를 기본으로 식품을 6개의 식품군인 곡류, 고기·생선·달걀·콩류, 채소류, 과일류, 우유·유제품류, 유지·달류 등으로 구분하고 각 식품군의 대표식품군의 1인 1회 분량을 결정한 것이다.

식사구성안은 영양적으로 균형 있는 식사를 위해 적절한 식품의 양과 종류를 선택할 수 있도록 하는 식사의 기본 구성이라고 할 수 있다.

식사구성안의 주요내용은 에너지, 비타민, 무기질, 식이섬유를 자신에게 필요한 양의 100%를 섭취하며, 에너지적정비율은 탄수화물 55~65%, 단백질 7~20%, 지방 15~30% 섭취가 권장되고, 소금은 하루 5.75g 이하(나트륨으로 환산 시 2.3g 또는 2,300mg), 설탕이나 물엿 같은 첨가당은 적게 섭취하는 것을 권장한다.

---

49) 보건복지부, 한국영양학회(2022). 식품구성자전거포스터.

<식사구성안 작성 시 고려사항>

섭취 허용	
에너지	100% 에너지필요추정량
단백질	총 에너지의 약 7~20%
비타민 무기질	100% 권장섭취량 또는 충분섭취량 상한섭취량 미만
식이섬유	100% 충분섭취량

섭취 주의	
지방	1~2세 총 에너지의 20~35%
	3세 이상 총 에너지의 15~30%
당류	3세 이상 총 에너지의 15~30%

다. 한국인영양섭취기준의 이해

한국인영양소섭취기준 또는 한국인영양섭취기준(KDRis, Dietary Reference Intakes for Korean)은 한국영양학회가 기존의 한국인 영양권장량(KDA, Recommended Dietary Allowances for Korean)을 시대변화에 맞추어 새로운 개념을 도입한 후 개정, 제정해서 발표한 것으로 2015년부터 보건복지부에서 제정하고 있다. 2015년 한국인영양소섭취기준 대상 영양소는 총 36종으로 제시하고 있다.

<영양소구분 및 종류>

구분	종류	영양소(36종)
에너지 및 다량영양소	8종	에너지, 탄수화물, 총당류, 지질, 단백질, 아미노산, 식이섬유, 수분
비타민	3종	비타민A, 비타민D, 비타민E, 비타민K, 비타민C, 티아민, 리보플라빈, 니아신, 비타민B6, 엽산, 비타민B12, 판토텐산, 비오틴
무기질	15종	칼슘, 인, 나트륨, 염소, 칼륨, 마그네슘, 철, 아연, 구리, 불소, 망간, 요오드, 셀레늄, 몰리브덴, 크롬

한국인영양소섭취기준은 과학적 근거에 따라 다음의 섭취기준을 제시하였으며, 에너지의 경우 기술적인 문제 등으로 필요량을 측정할 수 없어 에너지 소비량을 통해 필요량을 추정하고 있다.

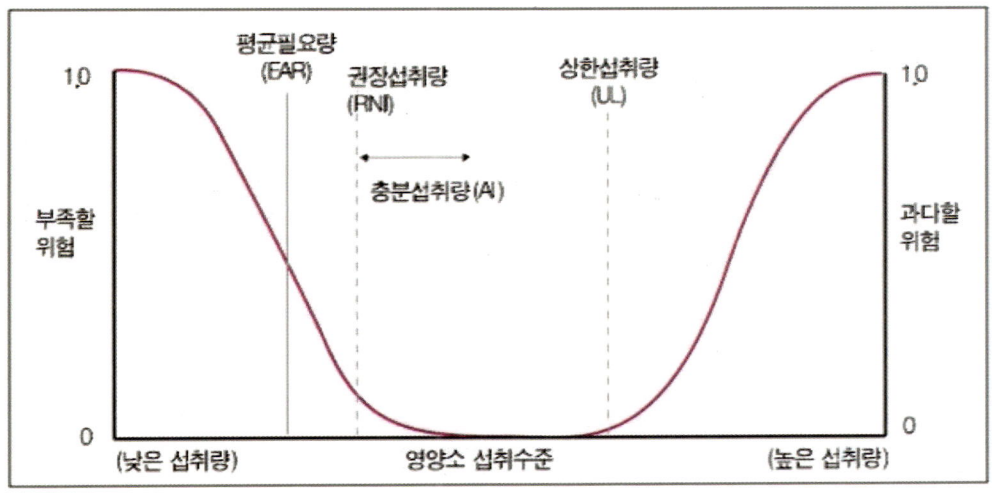

- 평균필요량: 건강한 사람 일일 필요량의 중앙값으로 산출한 수치
  인체 필요량에 대한 과학적 근거가 충분한 경우 제정
- 권장섭취량: 약 97~98%에 해당하는 사람들의 영양소 필요량을 충족시키는 섭취 수준
- 충분섭취량: 영양소의 필요량을 추정하기 위한 과학적 근거가 부족할 경우,
  대상 인구집단의 건강을 유지하는데 충분한 양을 설정
- 상한섭취량: 인체에 유해한 영향이 나타나지 않는 최대 영양소 섭취기준 과량
  섭취 시 유해영향이 나타날 수 있다는 과학적 근거가 있을 때 설정

에너지 필요추정량은 연령, 신장, 체중 및 신체활동수준을 고려한 추정 공식을 이용하여 산출하며, 2015년 에너지필요추정량(kcal/일)은 다음과 같다.

연령		2015년	
		남자	여자
0-5(개월)		550	
6-11		700	
1-2(세)		1,000	
3-5		1,400	
6-8		1,700	1,500
9-11		2,100	1,800
12-14		2,500	2,000
15-18		2,700	2,000
19-29		2,600	2,100
30-49		2,400	1,900
50-64		2,200	1,800
65-74		2,000	1,600
75+		2,000	1,600
임신부	1기	+0	
	2기	+340	
	3기	+450	
수유부		+320	

성인의 영양섭취기준은 다음과 같다.

<성인의 영양섭취기준(보건복지부, 한국영양학회, 2022)>

구분	연령(세)	키(cm)	체중(kg)	에너지*(kcal)	구분	식이섬유(g)	단백질(g)	비타민A(ugRE)	비타민D(ug)	비타민C(mg)	비타민B1(mg)	비타민B2(mg)	칼슘(mg)	나트륨(mg)	철(mg)
남자	19~29	174.6	68.9	2,600	권장 섭취량	-	65	800	-	100	1.2	1.5	800	-	10
					충분 섭취량	30	-	-	10	-	-	-	-	1,500	-
					상한 섭취량	-	-	3,000	100	2,000	-	-	2,500	2,300	45
여자	19~29	161.3	55.9	2,000	권장 섭취량	-	55	650	-	100	1.1	1.2	700	-	14
					충분 섭취량	20	-	-	10	-	-	-	-	1,500	-
					상한 섭취량	-	-	3,000	100	2,000	-	0	2,500	2,300	45

*1일 에너지 필요추정량 : 최근 5년(2013~2017)간의 국민건강영양조사 자료분석을 통한 연령별/성별 1일 에너지 섭취량의 평균값ㅋ

2. 식품구성자전거

가. 식품구성자전거의 의미

식품구성자전거는 균형 있는 식사, 충분한 물 섭취, 규칙적인 운동으로 건강을 지켜나갈 수 있다는 것을 표현하기 위해 고안된 것으로 앞바퀴는 물을 충분히 섭취해야 함을 강조하고, 뒷바퀴는 매일 신선한 채소, 과일과 함께 곡류, 고기·생선·달걀·콩류, 우유·유제품류를 필요한 만큼 균형 있게 섭취할 것을 나타낸다. 자전거 타는 사람은 규칙적인 운동으로 활동량을 늘려서 건강체중 유지의 필요성을 나타낸 것이다.

유지·당류를 제외한 5가지 식품군을 골고루 필요한 만큼 먹는 균형잡힌 식사와 충분한 수분 섭취(자전거 앞바퀴에 제시한 물컵)와 신체활동의 중요성을 자전거를 통해 제시한 것이다.

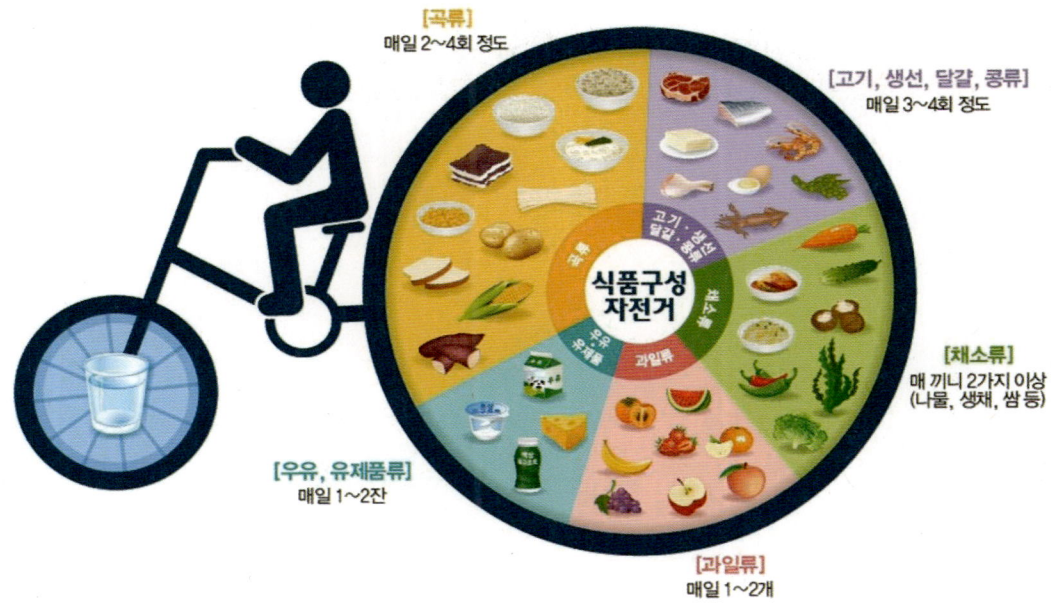

<식품구성자전거>

나. 생애주기에 따른 하루 섭취 분량(성인 1인 1회 분량 기준)[50]

생애주기에 따른 하루섭취분량은 자신의 연령과 성별에 맞는 식품군별 하루 섭취 횟수를 확인하고 자신에게 필요한 식품군별 섭취횟수에 맞는 분량을 하루 세 끼니에 골고루 나누어 섭취할 수 있도록 작성된 것으로 유지·당류는 가능한 적게 섭취하며, 별도로 섭취하지 않고 조리 시 포함되는 양으로 계산한다.

<생애주기에 따른 하루섭취분량(성인 1인 1회 분량 기준)>

구분	곡류	고기/생선 달걀/콩류	채소류	과일류	우유 유제품류	유지/당류
1인 1회 분량 예시	밥 210g (약 1 공기)	달걀 60g (약 1개)	당근 70g (약1/3~1/4개)	사과 100g (약 1/2개)	우유 200ml (약 1잔)	콩기름 5g (약 1작은술)
영아(만 1~2세)	1	1.5	4	1	2	2
유아(만 3~5세)	2	2	6	1	2	4
아동(만 6~11세)	3 / 2.5	3.5 / 3	7 / 6	1	2	5
청소년(만 12~18세)	3.5 / 3	5.5 / 3.5	8 / 7	4 / 2	2	8 / 6
성인(만 19~64세)	4 / 3	5 / 4	8	3 / 2	1	6 / 4
노인(만 65세 이상)	3.5 / 3 3 / 2.5 (만 75세 이상)	4 / 2.5	8 / 6	2 / 1	1	4

*만 6~11세 아동부터는 성별에 따라 '남자/여자'로 구분

---

50) 보건복지부, 한국영양학회(2022). 식품구성자전거포스터.

<식품군별 음식단위(예)>

곡류	0.5단위	죽 1대접	인절미 6개	감자 1개	고구마 1/2개	시리얼 3/4컵
	1단위	밥 1공기	김밥 1접시	국수 1그릇	식빵 2쪽	팥빵 1개
어육 콩류	1단위	닭다리 1쪽	생선 1토막	계란 1개	두부 4쪽	곰탕 1대접
	2단위	불고기중접시	돼지고기볶음중접시	닭조림중접시	꽁치구이1마리	갈비탕1대접
채소류	1단위	시금치나물소접시	버섯볶음소접시	애호박볶음소접시	김치소접시	콩나물국1대접
과일류	1단위	사과 1/2개	배 1/4개	귤 1개	딸기 7개	과일주스 1컵
우유류	1단위	우유 1컵	치즈 1장	호상요구르트 1/2컵	액상요구르트 3/4컵	아이스크림 1/2컵
복합음식		한 가지 메뉴에 곡류, 어육류, 콩류, 채소류 등 여러 식품군을 포함하는 요리는 재료의 특성을 고려하여 단위수 결정 (예) 비빔밥은 곡류1단위, 어육콩류1단위, 채소류 2단위로 구성됨				

3. 녹색물레방아

물레방아는 떨어지는 물의 힘, 즉 자연의 힘으로 에너지를 생산하여 바퀴를 돌리고, 그 힘으로 곡식을 빻거나 음식을 만드는 데 이용한 우리나라 전통 동력기이다. 녹색물레방아는 적절하고 균형 있는 식사를 함으로써 에너지를 얻고, 성장과 발달, 건강을 유지할 수 있도록 안내하는 식사지침모형으로 생명유지에 필수적인 물과 운동의 필요성을 강조한 한국적이고 친환경적인 식사구성 모델이다.

녹색물레방아는 여러 가지 영양소가 골고루, 적절히 함유된 균형식을 일반인들이 쉽게 실천할 수 있도록 고안된 것이며, 하루에 어떤 음식을 얼마나 먹어야 하는지를 식품군별 섭취량에 따라 면적으로 구분하고 있다. 물레방아 내부 식품군을 구성하는 음식은 한국인의 다빈도 음식을 표현한다. 유지 및 당류를 별도 섭취하기보다 조리과정 중 사용되는 식품으로 물레방아에 대표음식을 나타내지 않는다.

4. 다른나라 식생활 모형

가. 일본

일본은 식문화패턴에 맞는 팽이모양 식생활모형(Japanese Guide Spinning Top)을 2005년 개발하여 보급하고 있다. 팽이구성은 매일의 식사를 주식, 부채, 주채, 우유 및 유제품, 과일로 구분하고 각각 식품군에 대한 권장섭취 패턴을 제시하며, 수분 섭취와 운동을 권장하고, 과자나 기호음료를 제한하는 섭취 관련 내용도 포함하고 있다.

나. 미국

미국은 2011년 My Plate 레이디미셸 오바마와 미국 농무부가 개발한 Healthy Eating Plate가 있다. 미국인의 비만율 증가에 따라 접시를 4구역으로 구분하고 적어도 접시 반 이상을 과일과 채소로, 절반은 곡물과 단백질로 구성하고 또 다른 작은 원 모양의 접시를 만들어 유제품을 채우도록 하여 과일과 채소의 비중을 늘리고 다양한 단백질 급원을 이용하며, 저지방 우유를 사용하도록 하여 소비자가 좀 더 쉽게 건강식품을 선택하고 자신의 식생활을 건강하게 계획할 수 있도록 하고 있다. 각 식품군을 클릭하면 해당군에 속한 식품의 종류, 권장량, 조리법 등이 안내되며 채식주의자를 위하여 단백질 대체식품에 대한 정보도 제공하고 있다.

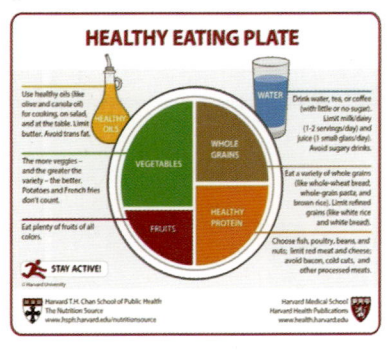

다. 캐나다

Canada의 Food Guide(2019~)는 Healthy plate의 개념을 도입하고 있다. 식물성 식품에 초점을 두고 탄수화물류는 섬유소 함량이 높은 것을 선택하고, 식사는 물과 함께 섭취, 건강한 식습관과 관련 레시피, 팁 소개로 국민들의 인식을 개선하는 것이 목적이다.

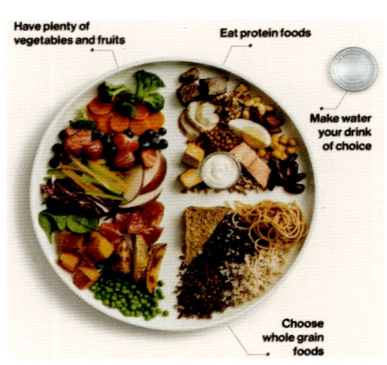

라. 영국

매일 5인분 이상의 다양한 과일과 야채를 섭취하고, 감자, 빵, 쌀 또는 파스타와 같은 섬유질이 풍부한 식품 섭취 약간의 유제품 또는 두유 섭취를 권장한다. 콩, 생선, 계란 등 대체 단백질을 섭취하고, 붉은 고기와 가공육은 하루 70g 이하로 제한하며,

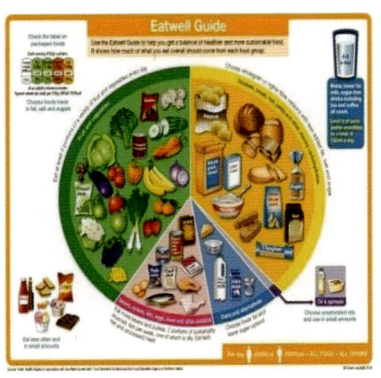

불포화지방이 풍부한 오일이 권장된다. 수분을 하루 최소 6~8잔 정도 충분히 섭취하고, 지방과 소금, 설탕이 많이 함유된 것은 절제하도록 하고 있다.

II. 식품군별 1인 1회 섭취 분량

1. 식품군별 1인 1회 섭취 분량[51]

식품군은 곡류, 고기·생선·달걀·콩류, 채소류, 과일류, 우유·유제품류, 유지·당류의 6개군으로 나뉘며, 각 식품군의 주요 영양소와 체내 역할, 섭취횟수는 다음과 같다.

<식품군별 영양소와 체내 역할>

식품군	영양소	체내 역할	섭취 횟수
곡류	탄수화물 (포도당)	*활동하는데 필요한 에너지 공급 *두뇌활동 에너지 제공	끼기별 1회 정도
고기 생선 계란 콩류	단백질	*정상적인 성장 및 생리적 기능 관련 근육 생성 *면역력을 증강	끼니별 1회 정도
채소류	비타민, 무기질, 식이섬유소	*신체기능 조절 및 다른 영양소 흡수 도움 *피부 건강 도움, 변비 예방 및 개선 *비만예방, 혈당 및 콜레스테롤 수치 정상화 도움	끼니별 2가지 이상 (나물, 생채, 쌈, 국건더기 등)
과일류	비타민, 무기질, 식이섬유소	*신체기능 조절 및 다른 영양소 흡수 도움 *피부 건강 도움, 변비 예방 및 개선 *비만예방, 혈당 및 콜레스테롤 수치 정상화 도움	하루 1~2회 정도
우유 유제품	칼슘, 단백질	*뼈와 이 건강 도움 *신경전달 및 근육 운동에 관여	아동 및 청소년 하루 2회, 성인 하루 1회
유지 당류	지방, 단순당	*에너지 공급, 지용성비타민 흡수 도움 *체온 조절 및 유지	조리 시 사용되므로 따로 섭취할 필요 없음
물	물	*체온 조절 *체내 영양소 운반 *체내 노폐물 배출	하루 필요 칼로리와 같은 분량 물 섭취

가. 곡류의 1인 1회 섭취 분량

곡류는 탄수화물의 주 공급원으로 밥, 국수, 빵, 떡 등을 주재료로 하는 식품을 포함한다. 인체가 활동하는데 필요한 에너지를 공급하고 두뇌활동을 위한 에너지를 제공하는 역할을 하며, 끼니별 1회 정도의 섭취가 권장된다. 1회 분량 열량은 300kcal이다.

---

[51] 보건복지부, 한국영양학회(2022). 2022한국인영양소섭취기준.

<곡류 대표식품의 1인 1회 섭취 분량>

품목		식품명	1회 분량(g)
곡류 (300 kcal)	곡류	백미, 보리, 찹쌀, 현미, 조, 수수, 기장, 팥, 귀리, 율무	90
		옥수수	70
		쌀밥	210
	면류	국수, 메밀국수, 냉면국수(말린 것)	90
		우동, 칼국수(생면)	200
		당면	30
		라면사리	120
	떡류	가래떡, 백설기	150
	빵류	식빵	35
	시리얼류	시리얼	30
	감자류	감자	140
		고구마	70
	기타	묵	200
		밤	60
		밀가루, 전분, 빵가루, 부침가루, 튀김가루(혼합)	30
	과자류	과자(비스킷, 쿠키)	30
		과자(스낵)	30

나. 고기·생선·달걀·콩류의 1인 1회 섭취 분량

고기 · 생선 · 달걀 · 콩류는 단백질 공급원이며, 고기, 생선, 달걀, 콩을 주재료로 하는 음식이 포함된다. 체내에서 정상적인 성장 및 생리적 기능 관련 근육을 생성하고, 면역력을 증강시킨다. 끼니별로 1회 정도 섭취가 권장되며, 1회 분량 열량은 80kcal이다.

<고기·생선·달걀·콩류 대표식품의 1인 1회 섭취 분량>

품목		식품명	1회 분량(g)
고기/생선 달걀/콩류 (300 kcal)	고기류	쇠고기	60
		돼지고기	60
		닭고기	60
		오리고기	60
		돼지고기가공품 (햄, 소시지, 베이컨)	30
	어패류	고등어, 명태/동태, 조기, 꽁치, 갈치, 다랑어(참치), 대구, 가자미, 넙치/광어, 연어	70
		바지락, 게, 굴, 홍합, 전복, 소라	80
		오징어, 새우, 낙지, 문어, 쭈꾸미	80
		멸치자건품, 오징어(말린 것),새우자건품, 뱅어포(말린 것), 명태(말린 것)	15
		다랑어(참치통조림)	60
		어묵, 게맛살	30
		어류젓	40
	난류	달걀, 메추리알	60
	콩류	대두, 녹두, 완두콩, 강낭콩, 렌틸콩	20
		두부	80
		두유	200
	견과류	땅콩, 아몬드, 호두, 잣, 해바라기씨, 호박씨, 은행, 캐슈넛	10

다. 채소류의 1인 1회 섭취 분량

채소류는 비타민, 무기질, 식이섬유소의 주요 공급원으로 채소, 버섯, 해조류 등을 주재료로 하는 음식이 포함된다. 신체기능조절 및 다른 영양소 흡수를 돕고, 피부건강을 도우며, 변비 예방 및 개선, 비만예방, 혈당 및 콜레스테롤 수치 정상화에 도움을 준다. 끼니별 2가지 이상 섭취가 권장되고 1회 분량 기준 열량은 15kcal이다.

<채소류 대표식품의 1인 1회 섭취 분량>

	품목	식품명	1회 분량(g)
채소류 (15 kcal)	채소류	파, 양파, 당근, 무, 애호박, 오이, 콩나물, 시금치, 상추, 배추, 양배추, 깻잎, 피망, 부추, 토마토, 쑥갓, 무청, 붉은 고추, 숙주나물, 고사리, 미나리, 파프리카, 양상추, 치커리, 샐러리, 브로콜리, 가지, 아욱, 취나물, 고춧잎, 단호박, 늙은호박, 고구마줄기, 풋마늘, 마늘종	70
		배추김치, 깍두기, 단무지, 열무김치, 총각김치, 오이소박이	40
		우엉, 연근, 도라지, 토란대	40
		마늘, 생강	10
	해조류	미역(마른 것), 다시마(마른 것)	10
		김	2
	버섯류	느타리버섯, 표고버섯, 양송이버섯, 팽이버섯, 새송이버섯	30

라. 과일류 1인 1회 섭취 분량

과일류는 비타민 C, 칼륨, 섬유소의 주 공급원으로 후식이나 간식으로 주로 이용된다. 체내에서는 신체기능을 조절하고 다른 영양소 흡수를 도우며, 피부건강을 돕고 변비 예방 및 개선, 비만예방, 혈당 및 콜레스테롤 수치 정상화에 도움을 준다, 하루 1~2회 섭취가 권장되며 1회 분량 기준 열량은 50kcal이다.

<과일류 대표식품의 1인 1회 섭취 분량>

	품목	식품명	1회 분량(g)
과일류 (50 kcal)	과일류	수박, 참외, 딸기	150
		사과, 귤, 배, 바나나, 감, 포도, 복숭아, 오렌지, 키위, 파인애플, 블루베리, 자두	100
		대추 (말린 것)	15

마. 우유·유제품류 1인 1회 섭취 분량

우유·유제품류는 칼슘의 주 공급원으로 우유, 요구르트, 치즈, 아이스크림 등이 포함된다. 뼈와 이 건강을 돕고 신경 전달 및 근육 운동에 관여한다. 아동 및 청소년은 하루 2회, 성인은 하루 1회 섭취가 권장되며, 1회 분량 기준 열량은 125kcal이다.

<우유·유제품류 대표식품의 1인 1회 섭취 분량>

	품목	식품명	1회 분량(g)
우유/유제품류 (125 kcal)	우유	우유	200
	유제품	치즈	20
		요구르트(호상)	100
		요구르트(액상)	150
		아이스크림, 셔벗	100

바. 유지·당류 1인 1회 섭취 분량

유지·당류는 지방의 주 공급원으로 참기름, 콩기름, 옥수수기름, 버터, 깨 등이 포함된다. 에너지 공급 및 지용성비타민 흡수를 돕는 역할을 하며, 체온조절 및 유지 기능을 한다. 1회 분량 기준 열량은 45kcal이다.

<유지·당류 대표식품의 1인 1회 섭취 분량>

	품목	식품명	1회 분량(g)
유지/당류 (45 kcal)	유지류	참기름, 콩기름, 들기름, 유채씨기름, 옥수수기름, 올리브유, 해바라기유, 포도씨유, 미강유, 버터, 마가린, 들깨, 흰깨, 깨, 커피크림	5
		커피믹스	12
	당류	설탕, 물엿, 꿀	10

*삭제한 식품 : 돼지기름, 혼합식물성유, 쇼트닝, 과일청, 사탕, 초콜릿, 과일잼, 껌, 젤리, 카라멜

Ⅲ. 건강한 식단 구성

1. 건강한 식단 구성 단계[52]

가. 식사구성안 활용 식단 작성 단계

[1단계] 자신에게 적합한 1일 에너지필요량 확인
[2단계] 에너지필요량에 적절한 권장식사패턴 선택
[3단계] 각 식품군별 식품의 섭취횟수 확인 및 배분
[4단계] 식품군별 식품섭취량 계산
[5단계] 하루 식단 메뉴 결정

1단계
자신에게 적합한
1일 에너지 필요량 확인

2단계
에너지 필요량에
적절한 권장식사패턴 선택

3단계
각 식품군별 식품의 섭취횟수
확인 및 배분

4단계
식품군별
식품섭취량 계산

5단계
하루 식단
메뉴 결정

권장식사패턴
개인의 성별 및 연령을 기준으로
영양소 섭취기준에 적합하게 식사구성안을
작성할 수 있도록 제시한 식사형태

<식사구성안 활용 식단 작성 단계>

2. 건강한 식단 구성

가. [1단계] 하루 필요 열량 확인

자신의 성별, 연령에 해당하는 열량을 확인하고 선택한다. 예시는 저활동적인 만 31세 여자로 하루 필요 열량은 1,900kcal이다.

---

52) 보건복지부, 한국영양학회(2022). 2022식사구성안활용하기.

	비활동적		활동적		매우 활동적	
0~5개월			500			
6~11개월			600			
1~2세			900			
3~5세	1,400		1,600		1,800	
	남자	여자	남자	여자	남자	여자
6~8세	1,700	1,500	1,900	1,700	2,200	2,100
9~11세	2,000	1,800	2,300	2,000	2,700	2,400
12~14세	2,500	2,000	2,900	2,300	3,300	2,800
15~18세	2,700	2,000	3,200	2,300	3,700	2,800
19~29세	2,600	2,000	2,900	2,300	3,400	2,600
30~49세	2,500	1,900	2,800	2,200	3,200	2,500
50~64세	2,200	1,700	2,500	2,000	2,900	2,300
65~74세	2,000	1,600	2,300	1,800	2,700	2,100
75세 이상	1,900	1,500	2,200	1,700	2,600	2,000
임신부			+0 / +340 / +450			
수유부			+340			

나. [2단계] 권장식사패턴 선택

 권장식사패턴은 개인의 성별 및 연령을 기준으로 영양소 섭취기준에 적합하게 식사구성안을 작성할 수 있도록 제시한 식사형태를 말하며, 표에서 에너지필요량에 적절한 권장식사패턴을 선택한다. 예시의 권장식사패턴은 1900kcal에 해당하는 곡류 3회, 고기·생선·달걀·콩류 4회, 채소류 8회, 과일류 2회, 우유·유제품 1회, 유지·당류 4회이다.

에너지필요량	곡류	고기/생선/달걀/콩류	채소류	과일류	우유/유제품류	유지/당류
1,000	1.5	1.5	5	1	1	2
1,100	1.5	2	5	1	1	3
1,200	2	2	5	1	1	3
1,300	2	2	6	1	1	4
1,400	2.5	2	6	1	1	4
1,500	2.5	2.5	6	1	1	4
1,600	3	2.5	6	1	1	4
1,700	3	3.5	6	1	1	4
1,800	3	3.5	7	2	1	4
1,900	3	4	8	2	1	4
2,000	3.5	4	8	2	1	4
2,100	3.5	4.5	8	2	1	5
2,200	3.5	5	8	2	1	6
2,300	4	5	8	2	1	6
2,400	4	5	8	3	1	6
2,500	4	5	8	4	1	7
2,600	4	6	9	4	1	7
2,700	4	6.5	9	4	1	8

다. [3단계] 각 식품군별 식품의 섭취횟수 확인 및 배분

① 나에게 맞는 권장식사패턴에서 제시하는 식품군별 섭취횟수를 확인한다.

에너지(kcal)	곡류	고기/생선/달걀/콩류	채소류	과일류	우유/유제품류	유지/당류
1,900	3	4	8	2	1	4
1,654	3	3	6	1	1	4

② 식품군별 식품의 1인 1회 분량을 확인하고 세 끼니에 적절하게 배분한다.

※ 나의 평소 식사 패턴에 맞추어 작성(아침을 풍부하게 먹을 경우 아침에 많은 횟수 배분 등)하며, 활동량 변화와 다이어트 등으로 에너지 조절 시 필요한 에너지 기준으로 가감해서 설정한다.

식품군	섭취횟수	아침	점심	저녁	간식
곡류	3	1	1	1	-
고기/생선/달걀/콩류	3	1	1	1	-
채소류	6	2	2	2	-
과일류	1	-	-	1	1
우유/유제품류	1	-	-	-	1
유지/당류	4	1	2	1	-

라. [4단계] 식품군별 식품섭취량 계산

각 식품군별 섭취횟수와 1인 1회 분량을 곱하여 식품섭취량을 계산한다.

구분	곡류	고기/생선/달걀/콩류	채소류	과일류	우유/유제품류	유지/당류
1인 1회 분량 예시	밥 210g (약 1 공기)	달걀 60g (약 1개)	당근 70g (약 1/3~1/4개)	사과 100g (약 1/2개)	우유 200ml (약 1잔)	콩기름 5g (약 1작은술)
섭취횟수	3	3	6	1	1	4

식품군별 1인 1회 분량을 참조한다.

식품군	1인 1회 분량					
곡류	쌀밥 210g	백미 90g	국수(말린 것) 90g	냉면국수(말린 것) 90g	가래떡 150g	식빵* 35g
고기·생선·달걀·콩류	쇠고기 60g	닭고기 60g	고등어 70g	대두 20g	두부 80g	달걀 60g
채소류	콩나물 70g	시금치 70g	배추김치 40g	오이소박이 1접시 40g	느타리버섯 30g	미역(마른것) 10g
과일류	사과 100g	귤 100g	참외 150g	포도 100g	수박 150g	대추(말린 것) 15g
우유·유제품류	우유 200mL	치즈* 20g	호상요구르트 100g	액상요구르트 150g	셔벗 100g	
유지·당류	콩기름 5g	버터 5g	깨 5g	커피믹스 12g	설탕 10g	꿀 10g

*식빵은 35g은 0.3회, 치즈 20g은 0.5회로 계산됩니다.

마. [5단계] 하루 식단 메뉴 결정 및 식단 구성

식품섭취량을 고려하여 메뉴를 결정하고 식단을 구성한다.

메뉴	분량	아침	점심	저녁	간식
		쌀밥, 닭곰탕, 돼지고기브로콜리볶음, 미역줄기나물, 깍두기	열무비빔국수, 삶은달걀, 채소튀김, 동치미, 오렌지	잡곡밥, 대구탕, 두부조림, 숙주나물, 배추김치	방울토마토, 키위, 우유
곡류	3회	쌀밥 210g (1)	소면 90g (1)	잡곡밥 210g (1)	
고기·생선·달걀·콩류	4회	닭고기 60g (1) 돼지고기 30g (0.5)	달걀 60g (1)	대구 70g (1) 두부 40g (0.5)	
채소류	8회	파 35g (0.5) 브로콜리 35g (0.5) 미역줄기 35g (0.5) 깍두기 40g (1)	열무김치 20g (0.5) 당근 35g (0.5) 양파 35g (0.5) 동치미 40g (1)	무 35g (0.5) 숙주나물 35g (0.5) 배추김치 40g (1)	방울토마토 70g (1)
과일류	2회		오렌지 100g (1)		키위 100g (1)
우유·유제품류	1회				우유 200mL (1)
유지·당류	4회	유지 및 당류는 조리 시 가급적 적게 사용 할 것을 권장함			

* 총 열량(kcal): 1882.3 kcal; 탄수화물, 단백질, 지방 섭취비율(%): 탄수화물(55.3%), 단백질(19.2%), 지방(25.5%)

제8장 슬로푸드와 유기농푸드

Ⅰ. 슬로푸드와 유기농푸드

1. 지역 농산물의 소비

가. 식생활 오염의 변화 원인

　식생활 오염은 제철 자연에서 길러진 생명 그 자체로의 먹거리가 인공적으로 재배된 먹거리로 전환되고 우리 땅에서 자란 농산물이 지역적으로 떨어진 외지에서 들어온 수입 식품으로 대체되는 것 뿐만 아니라 자연에서 성장한 식품이 가공되고 유통 과정에 화학물질이 첨가된 식품으로 바뀌게 되는 것뿐만 아니라 알맞은 양보다 지나치게 많은 양의 음식물의 섭취, 손수 음식을 만들어 먹는 음식보다 공장에서 대량생산된 획일적인 음식을 선호하게 되는 식습관, 식물성 식품 중심에서 동물성 식품중심으로 먹거리 변화와 회식, 파티, 피로연 등 각종 모임 등에서 제공되는 행사 음식 과다 섭취 등으로 인해 발생되고 있다.

나. 식생활의 중요성

　제철 농산물을 이용하는 것은 계절에 따라 기후에 맞게 생산된 농산물, 재배를 위한 시설, 화학에너지 최소화에 따른 환경 보존, 충분한 광합성으로 영양성분 풍부한 식재료를 선택하게 된다는 중요한 이슈가 포함되어 있다. 친환경 농산물의 이용을 위해서는 구매 시 친환경 농산물 인증마크와 저탄소 농축산물마크를 확인하고 환경을 보전하고 소비자에게 더욱 안전한 농산물 공급을 위해 농약과 화학비료, 사료첨가제 등 화학용품을 전혀 사용하지 않거나 최소량만 사용한 농산물 구입하는 것이다.

2. 슬로푸드의 개념

가. Slow Food란?

자연에서 자란 음식물로서 영양소가 풍부하고 신뢰할 수 있으며, 음식을 천천히 준비함으로써 마음의 여유를 찾을 수 있고, 정성이 들어간 음식으로 화기애애한 식탁 연출을 가능하게 함으로써 건강 체중 유지가 가능한 음식을 말한다.

슬로우푸드의 조건으로 3가지 요소인 좋음(good), 깨끗함(clean), 공정함(fair)이 강조되고 있다. 좋음(Good)이란 맛있고 풍미 있으며, 신선하고 감각을 자극하며 만족시키는 음식을 말하며, 깨끗함(Clean)이란 지구의 자원을 축내지 않고, 생태계와 환경을 해치지 않으며, 인간의 건강을 위협하지 않도록 생산된 음식, 공정함(Fair)이란 사회적 정의를 지키는 음식, 생산, 상품화, 소비의 모든 단계에서 공정한 임금과 조건에 맞춘 음식을 말한다.

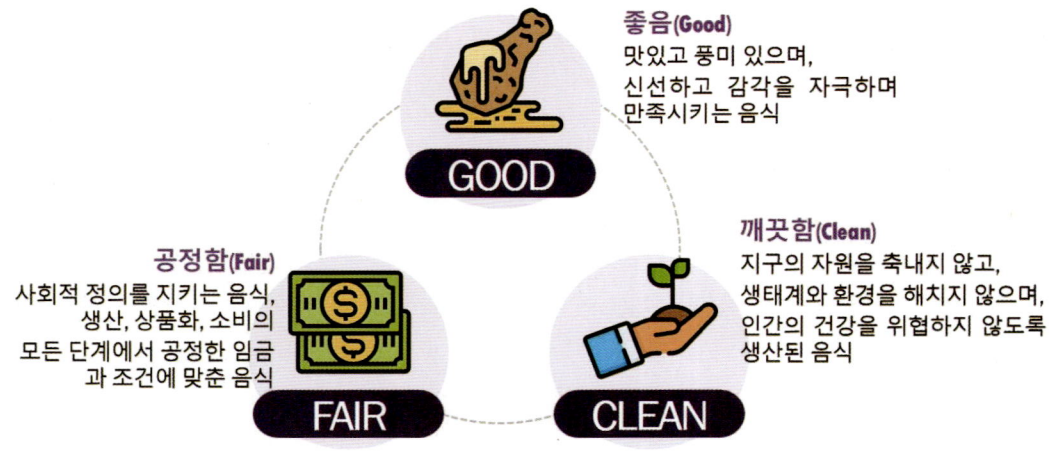

<슬로푸드의 3요소>

또한 슬로푸드는 전통음식, 향토음식, 로컬푸드 등 만들어지는 과정, 먹는 과정, 에너지가 되는 과정 모두 느리지만 식사를 천천히 즐기며 건강하게 먹을 수 있는 먹거리이며, 자연에서 자란 음식물로서 영양소가 풍부하고 신뢰할 수 있으며, 음식을 천천히 준비함으로써 마음의 여유를 찾을 수 있고, 정성이 들어간 음식이고, 화기애애한 식탁 연출을 가능하게 함으로써 정서적 안정과 건강 체중 유지 등을 가져올 수 있는 음식, 재료와 요리법이 건강에 중점을 두고 있는 음식으로 인간의 존엄성을 지켜주는 음식, 더 넓게는 가족과 지구를 지킬 수 있는 음식이다.

나. Slow Food 특징

슬로푸드는 천천히 만들어지는 것으로 된장, 청국장, 김치 등 우리의 전통음식은 시간이 지나야 오묘한 맛을 빚어내는 진정한 슬로푸드라고 할 수 있다. 슬로푸드는 천천히 먹는 음식으로 만든 이의 수고를 생각하며 감사한 마음으로 즐겁게 천천히 먹는 음식이며, 천천히 에너지로 전환되는 식이섬유가 풍부한 채소와 과일, 콩 등 대부분이 혈당지수(GI)가 낮아 체내에서 천천히 분해되어 과식과 비만 예방 효과가 있다. 슬로푸드는 산업화되기 이전의 먹거리로 자연의 시간에 따라 생산한 것으로 제철 과일, 자연적인 방식으로 길러 나온 돼지고기, 생선 등이 해당된다.

슬로푸드의 재료는 전통적인 방식을 이용하여 만든 것으로 농약을 사용하지 않고, 기질 토비 등을 이용하여 재배하며, 생산자가 소비자를 알고, 소비자는 생산자를 아는 가운데 상호 신뢰 속에서 생산된 먹거리로 만든 것이며, 슬로푸드는 미리 가공된 재료가 아니라 원재료를 가지고 정성껏 만든 것으로 자연적인 숙성이나 발효과정을 거친 것으로 만들어서 몇 년 동안 묵히면서 먹는 고추장, 된장, 간장, 오랜 기간 삭혀서 만든 젓갈, 익혀 먹는 김치, 오랜 시간 달여 만드는 엿, 발효 과정을 거치는 술 등이 해당된다. 슬로푸드는 천천히 음미하며 음식으로 음식에 대해 생각하고 음식을 만든 사람에게 감사하며, 천천히 음미하면서 먹는 것이다.

저혈당지수 식품과 고혈당지수 식품		
고혈당지수 식품 GI 70 이상	중혈당지수 식품 GI 56-69	저혈당지수 식품 GI 55 이하
백미 70~90	현미 50-60	콩 18
흰식빵 70	보리빵 65	전곡빵 30-45
감자 80-100	요구르트 64	우유 27
콘플레이트 84	잡곡플레이크 66	올 브랜 플레이크 42
수박 70	바나나 53	사과 36

혈당지수 식품별 체중조절 작용	
저혈당지수 식품	고혈당지수 식품
인슐린 분비가 낮다 → 공복감 ↓	고혈당에 의한 인슐린 분비가 증가하여 저혈당 초래 → 공복감 ↑
혈중 중성지방 ↓	혈중 중성지방 ↑
체지방 합성↓, 지방분해↑, 체중감량↑	체지방 합성↑, 체지방 분해↓, 체중감량↓, 비만유도

<혈당지수의 관계>

Ⅱ. 식품품질인증제도[53]

1. 친환경 인증제도

가. 친환경농축산물 인증제도

친환경농축산물 인증제도는 전문인증기관이 엄격한 기준으로 선별하고 검사해 정부가 인증해주는 제도로 유기농, 무농약, 유기가공식품으로 구분하고, 정해진 인증기준에 부합할 경우 친환경 인증표시가 가능하다. 친환경농축산물 인증제도는 농업인은 농가소득과 경쟁력을 높이고, 소비자는 보다 안전하고 품질 좋은 농산물을 소비하기 위한 제도라고 할 수 있다.

나. 친환경 인증마크

유기농인증 : 합성농약과 화학비료를 최소 3년 이상 사용하지 않은 땅에서 재배한 농산물과 항생제와 항균제를 첨가하지 않은 유기사료를 먹여 사육한 축산물임을 보증하는 친환경농산물(유기농) 인증제도이다.

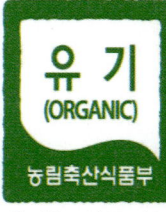 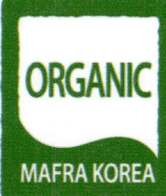

<유기농 인증마크>

무농약인증 : 합성농약은 사용하지 않고 화학비료는 권장 성분량의 1/3이하 범위 내에서 사용하여 생산한 농산물임을 보증하는 제도이다.

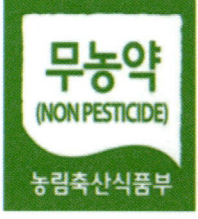 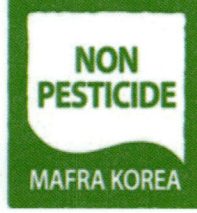

<무농약 인증마크>

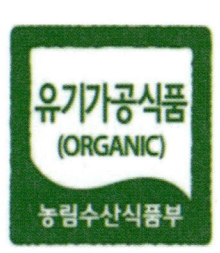

<유기가공식품 인증마크>

유기가공식품인증 : 합성농약, 화학비료를 사용하지 않고 재배한 유기원료(유기농산물, 유기축산물)를 95% 이상 사용해 제조·가공한 식품임을 보증하는 제도로 생산 환경에서부터 생산, 가공, 운반, 포장 등 일련의 모든 과정을 엄격한 유기농인증 규정(각 해당국의 유기농인증 규정, 미국의 경우 USDA 규정 등)에 의거 통과한 제품에 한해

---

[53] 국가인증농식품이야기(2021), https://www.enviagro.go.kr/.

유기농제품으로 최종 인정한다. 표시 문자는 유기가공식품 또는 유기농 또는 유기식품 모두에 사용 가능하다.

2. 기타 인증제도

가. 저탄소농축산물인증

저탄소농축산물인증은 저탄소농업기술을 적용한 농축산물을 말하며, 생산 전 과정에서 필요한 에너지 및 농자재투입량을 줄이고, 온실가스 배출을 감축한 농축산물을 인증해주는 제도이다. 저탄소농축산물인증을 위한 저탄소농업기술은 비료절감기술로 화학비료를 절감하고 녹비작물 재배, 자연순환형농법 적용, 무경운 토양 양액재배, 친환경 비료 사용이 해당된다. 농기계에너지절감으로 토양 경운기 관리, 고효율 농기계 활용, 농기계 활용 효율화 기술이 적용되는 것이며, 난방에너지절감은 고효율 난방기술, 보온터널, 신재생에너지 등이 적용될 수 있다.

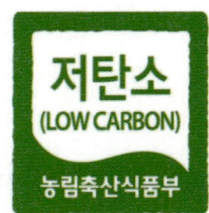

<저탄소농산물 인증마크>

저탄소인증상품을 판매하는 곳은 아이쿱(iCOOP, http://www.icoop.or.kr)과 두레생협(http://www.dure.coop), 한살림(http://www.hansalim.or.kr) 등이 있다.

나. 우수농산물직거래사업장인증

우수농산물직거래사업장인증은 직거래 농산물 취급비율, 수수료율, 약세농입점비율 등 농산물 직거래에 대한 모범적인 기준을 설정하고, 이를 달성한 사업장에 대해 인증하는 제도이다. 우수농산물 직거래사업장은 생산자와 소비자를 직접 연결함으로써 유통단계를 단축하고 유통경비 및 각종 수수료를 절약하게 되고, 가격결정에 생산자가 참여하면서 합리적 가격 결정과 도농간 교류 확대가 가능하며, 생산자는 농업 생산 및 경영의 지속성 향상, 소비자는 알뜰한 구매가 가능하다.

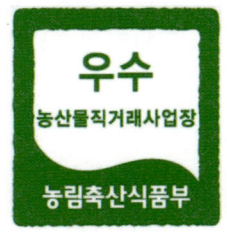

<우수직거래사업장 인증마크>

심사항목은 직거래 및 지역농산물 취급 비중, 직거래 취급 수수료율, 직거래 생산 정보표시와 생산자 관리, 소비자 교류, 안전성 관리, 직거래 부대시설(농가레스토랑, 카페, 요리교실 등) 등이다. 유효기간은 2년이며, 대상 사업장은 직매장, 직거래장터, 인터넷쇼핑몰, 공동체직거래장이 해당된다.

다. GAP인증제도

GAP는 'Good Agricultural Practices'의 약자로 우수 농산물에 대한 체계적 관리와 안전성을 보장하는 제도이다. 농장에서 식탁까지 농산물을 안전하게 관리하기 위해 생산, 수확 후 관리 및 유통 각 단계에서 관리기준에 따라 깨끗하게 관리하여 농약이나 유해 미생물 등이 농산물을 오염시키는 것을 차단하는 제도이다.

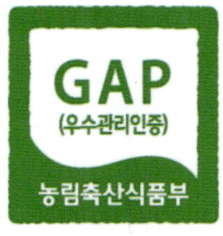
<GAP인증마크>

라. 전통식품품질 인증제도

전통식품품질인증제도는 국내산 농수산물을 재료로 제조, 가공, 조리되어 우리 고유의 맛, 향, 색을 내는 우수한 전통식품에 대하여 정부가 품질을 보증하는 제도이다. 전통식품품질인증 식품 종류는 84종(한과류, 청국장, 약식, 엿기름, 김치류, 탁주, 식혜 등)이며, 평가에는 공장입지, 작업장, 제조 설비, 원료 조달, 관리, 주요공정관리, 용수 관리, 개인위생, 환경위생, 유통체계, 포장 및 표시 등이 포함된다.

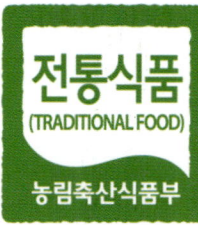
<전통식품품질 인증마크>

마. 기타 다양한 식품 인증제도

동물복지축산농장인증제도는 쾌적한 환경에서 동물의 고통과 스트레스를 최소화하는 등 높은 수준의 동물복지 기준에 따라 인도적으로 동물을 사육하는 농장에 대해 인증하는 제도이다.

식품안전관리인증(HACCP인증)제도는 농산물 생산 및 가축의 사육부터 농축산물 원료관리, 처리, 가공, 포장, 유통, 판매까지 농축산물을 최종 소비자가 섭취하기 전까지의 전 단계에서 발생할 우려가 있는 위해 요소를 규명하여 중점 관리함으로써 식품의 안전성을 확보하기 위한 과학적인 위생관리체계이다.

KS인증은 합리적인 식품 및 관련 서비스의 표준을 제공하여 보급함으로써 가공식품의 품질과 관련 서비스를 향상시키기 위해 만들어진 제도이다.

어린이기호식품품질인증제도는 HACCP인증을 받아야 하며, 제품에 자연적으로 유래하는 비타민, 무기질 함량이 높아야 하고, 포화지방, 나트륨 함량이 낮아야 한다. 1회 제공량당 열량은 250kcal

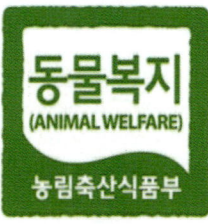
<동물복지인증마크>

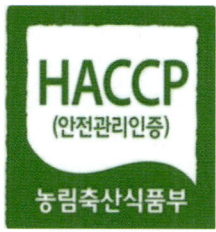
<HACCP인증마크>

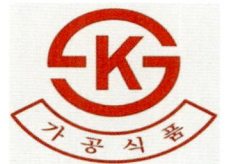
<KS인증마크>

이하이며, 지방 4g 이하, 당류 17g 이하여야 인증이 가능하다. 용기유탕면류, 국수, 김밥, 햄버거, 샌드위치 식품류는 열량 500kcal 이하, 포화지방 4g 이하, 나트륨 600mg 이하여야 하고, 합성보존료, L-글루타민산나트륨, 타르색소 등을 사용하지 않았으며, 단백질, 식이섬유, 비타민, 무기질은 두 가지 이상 일정 기준 충족하는 제품에 인증해주는 제도이다.

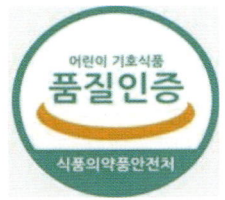
<어린이기호식품품질 인증인증마크>

3. 국외 친환경인증제도[54]

가. 일본농림규격 JAS(Japanese Agricultural Standard, 자스)

일본농림규격 JAS는 농산물의 규격화 및 품질 표시의 적정화에 관한 법률(1950년 법률 제175호)에 따른 품격의 표시 제도이다. 일본의 유기 인증인 JAS는 2001년 4월부터 유기농산물 및 유기가공식품의 신뢰성 향상과 표시의 건전화를 목적으로 법제화되었다. 제품의 품질, 기술적 기준,

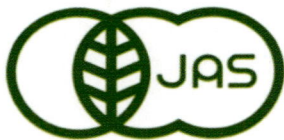
<일본농림규격 JAS 인증마크>

환경적 요소를 함께 심사해 유기농산물 및 유기농산물 가공식품에 충족시킨 농산물에 부여. 생산 공정 관리자와 관리 조직 시스템까지 엄격하게 심사하고 있다. JAS마크로 불린다.

나. 미국유기농규격(USDA ORGANIC)

미국의 USDA(United States, Department of Agriculture)는 우리나라의 농수산식품부와 같은 역할을 하는 미국 농무부를 일컫는다. 미국유기농규격 USDA는 유기농인증기준(National Organic Program Standard)을 통과한 유기농농산물이나 가공식품에 부여하며 3년간 합성농약, 화학비료 사용하지 않은 땅에서 화학비료와 농약을 사용하지 않고 재배해야 한다. 제품 성분 중 소금을 제외한 95%가 유기농으로 구성되어야 하고, 녹색 마크는 식품, 검은색 마크는 유기농원료에 사용한다.

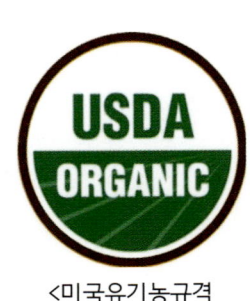
<미국유기농규격 USDA 인증마크>

---

54) 국가인증농식품이야기(2021), https://www.enviagro.go.kr/.

다. 프랑스 ECOCERT(에코서트)

프랑스의 ECOCERT는 유기농제품을 검사하고 인증하는 기관을 말하며, ECOCERT는 95% 이상 천연 성분을 함유하거나 5~10% 이상 유기농성분이 들어간 제품에 발행해 주는 인증제도이다. 유기농성분비율에 따라 5% 이상 함유할 경우 'Natural' 문구를 마크 하단에 기재하며, 유기농성분 10% 이상 함유 시 'Organic' 문구를 기재할 수 있다. 천연 원료를 사용하고 친환경적으로 제조하며, 재활용이 가능한 포장재를 사용해야 한다.

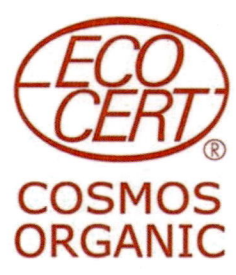

<프랑스ECOCERT 인증마크>

라. 뉴질랜드(BIOGRO)

뉴질랜드의 BIOGRO는 최소 96% 이상 유기농성분을 함유하고, 다른 성분들도 유전자 조작이 없어야 한다. 인체에 무해하고 그 성분들의 인공 합성 가공을 최소화하며, 명확한 라벨 표기를 해야 한다.

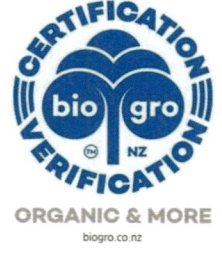

<뉴질랜드BIOGRO 인증마크>

Ⅲ. Slow Food의 실천

1. 친환경 소비

가. Greensumer란?

그린슈머(Greensumer)란 그린(green)과 소비자(consumer)의 합성어로 녹색소비자를 말한다. 친환경 유기농제품을 선호하는 소비자, 친환경 유기농제품을 선호하고 친환경을 생각하는 소비자로 먹거리에 대한 우려가 심화되면서 음식으로부터 가족 건강과 안전을 지키기 위해 나타난 소비 계층이다. 반면 블랙 컨슈머(Black Consumer)는 구매한 상품의 하자를 문제 삼아 기업을 상대로 과도한 피해보상금을 요구하거나 거짓으로 피해를 본 것처럼 꾸며 보상을 요구하는 사람들을 일컫는다.

나. 윤리적 소비(Ethical consumption)[55]

윤리적 소비란 소비자가 상품이나 서비스를 구매할 때, 원료 재배·생산·유통·처리 등의 모든 과정이 소비와 연결되어 있다는 것을 인식하고 윤리적으로 판단하여 이루어지는 소비를 말한다. 가격과 품질로만 구매를 결정하는 것이 아니라, 개인의 소비가 다른 사람이나 사회 및 환경에 미치는 효과를 고려하여 바람직한 방향으로 소비하는 행위이며, 윤리적 소비의 평가 기준이 되는 요소는 사람, 동물, 환경, 지속가능성 등이며, 인간이나 동물 및 환경에 해를 끼치는 상품은 피하고 환경과 지역 사회에 도움이 되는 소비를 하는 것이 핵심이다.

윤리적 소비 실천 방법은 아동 노동력 착취 제품, 잔인한 동물 실험을 한 제품 등 비윤리적 생산 제품에 대한 불매운동, 환경오염을 줄이는 에너지 절감 제품이나 유기농 제품과 같은 친환경 제품 구매, 생산자에게 정당한 값을 지불하는 공정무역 제품 이용, 여행지와 원주민을 배려하는 공정여행 이용, 장거리 운송을 거치지 않고 생산된 로컬푸드 구매, 사회문제 해결을 위한 비전을 가지고 기업활동을 하는 사회적 기업 물품과 서비스 이용, 제3세계 생산자와 우리 사회의 약자에 대한 지원과 연대가 가능한 소비 등이 있다.

2. Slow Food 실천방안[56]

슬로푸드 실천방법은 사람과 지구는 더불어 살아가야 하며, 둘 다 건강해야 함을 최우선으로 생각하고 패스트푸드를 줄이고 자연식 위주의 식생활 실천, 육식보다 채식을 즐기고, 기름은 적게 사용, 농약을 쓰지 않고 자연친화적인 방법으로 재배한 유기농산물 사용, 외식을 줄이고 가정식 일상화, 재활용 요리법과 꼭 필요한 재료 사용으로 음식물 쓰레기 줄이기, 재료의 영양을 보존하는 조리법, 식단을 미리 작성하여 조리시간 절약, 천연조미료 사용, 설탕보다는 꿀이나 조청 사용 등이 있다.

3. 건강한 가공식품

가. 가공식품이란?

가공식품은 식품의 원료인 농산물·축산물·수산물의 특성을 살려 보다 맛있고 먹기 편한 것으로 변형시키는 동시에 저장성을 좋게 한 식품으로 가공식품의 종류는

---

55) 네이버 두산백과, 윤리적소비.
56) 녹색연합(2010), 자연을 담은 소박한 밥상, 북센스.

음료류, 당류, 빵·과자·떡류, 가공우유 및 발효유, 아이스크림 및 빙과류, 장류, 드레싱 및 조미식품, 김치류 및 절임식품, 캔디·초콜릿·껌·잼류, 기타(특수용도식품 등) 등이 있다.

나. 가공식품의 현명한 섭취방법

슬라이스햄은 80℃의 물에 1분간 담가두면 첨가물의 약 80% 정도 용출된다. 캔에 들어있는 햄은 윗부분의 노란 기름을 잘라내고 요리하고, 비엔나 소시지는 첨가물이 쉽게 녹아 나오도록 칼집을 내 뜨거운 물에 데쳐내어 사용한다. 어묵은 끓는 물에 데쳐내고 사용하며, 맛살은 조리 전에 더운물에 담갔다 사용하거나 자른 다음 뜨거운 물에 2~3분 데친다. 라면은 한번 끓여서 물을 버리고 다른 물에 조리하고, 통조림으로 파는 콩·옥수수 등은 물에 헹구어 사용한다.

또한 채소와 같이 요리하면 채소의 비타민C 등이 첨가물의 독성을 완화하고 식이섬유는 첨가물을 배출시키는 작용을 한다. 지방과 식품첨가물을 함께 섭취하면 첨가물이 체내에 축적되기 쉬우므로 가공식품을 조리할 때는 되도록 기름을 사용하지 않는 것이 좋다.

슬라이스햄	캔에들어있는햄	비엔나소세지	어묵
80℃의 물에 1분간 담궈두면 첨가물의 약 80%정도 용출	윗부분의 노란 기름을 잘라내고 요리	첨가물이 쉽게 녹아 나오도록 칼집을 내 뜨거운 물에 데쳐냄	끓는 물에 데쳐내고 사용

맛살	라면	통조림콩옥수수	채소와같이요리
조리 전에 더운물에 담갔다 사용하거나 자른 다음 뜨거운 물에 2-3분 데침	한번 끓여서 물을 버리고 다른 물에 조리	물에 헹구어 사용	채소의 비타민C 등이 첨가물 독성 완화, 식이섬유는 첨가물 배출 도움

<가공식품별 안전한 섭취 방법>

다. 몸에 좋은 천연조미료 사용[57]

표고버섯가루는 표고버섯을 말려 팬에 바짝 구운 후 곱게 갈아 사용한다. 국이나 찌개의 깊은 맛을 내고, 된장국 끓일 때, 나물 볶을 때 사용한다. 미역, 다시마가루는 자연산 미역과 다시마를 잘 말린 다음 분쇄기로 갈아 사용한다. 국이나 나물, 쌈장 만들 때 넣으면 끈기가 생기고 맛이 증진된다. 황태가루는 황태의 머리와 뼈, 껍질을 발라내고 살만 갈아 사용한다. 국물의 진한 맛을 낸다. 멸치가루는 신선한 멸치를 잘 말려 볶은 후 분쇄기로 갈아 사용한다. 나물 무칠 때, 국물 우려낼 때, 전 부칠 때 사용한다. 새우·홍합가루는 말린 새우, 홍합을 분쇄기에 갈아 만들며, 시원한 국물 맛을 낼 때 사용한다. 들깨가루는 들깨를 곱게 빻아 만든다. 무침, 국 끓일 때 사용하면 고소한 맛을 낸다. 들깨즙은 들깨를 물에 담갔다가 믹서기에 간 뒤, 채로 걸러서 찌꺼기는 버리고 즙만 사용한다. 들깨 1컵에 물 4컵. 나물무침, 각종 볶음과 탕류에 사용하면 고소한 맛을 난다.

라. 몸에 좋은 양념장 사용[58]

채식마요네즈는 야채샐러드, 토스트 등에 사용하면 좋다. 믹서기에 두유, 조청, 소금을 넣고 갈다가 현미유를 조금씩 첨가 후 식초를 넣고 조금 더 갈아 어느 정도 응고되면 레몬즙을 넣어 만든다. 조청은 무침이나 조림, 볶음 등 각종 요리의 단맛에 사용한다. 모시주머니에 엿기름을 담아 미지근한 물에 조물조물한 뒤 이 물을 전기밥솥에 붓고, 밥통을 8시간 정도 보온상태로 둔 후 밥알이 10알 정도 뜨면 플러그를 뺀 후, 면보로 밥알을 걸러내고 남은 물을 센 불에서 4시간 약 불에서 1시간 정도 졸이고 농도가 생기면 완성된다. 땅콩알갱이버터는 빵, 과자 등에 사용하며, 볶은 땅콩을 가루로 만든 다음 두유, 소금, 조청을 믹서기에 넣고 걸쭉해질 때까지 갈아 완성한다.

---

57) 녹색연합(2010), 자연을 담은 소박한 밥상, 북센스.
58) 녹색연합(2010), 자연을 담은 소박한 밥상, 북센스.

제 9 장 전통식문화의 이해

I. 한국 전통 식문화

1. 한국 식문화 형성 배경

식문화(食文化)란 음식을 조리하고 공동체가 함께 식사를 하면서 나타나는 모든 정신적, 물리적 활동으로 인간의 식생활과 식생활에 투영되어 있는 관념과 가치체계를 통칭한다. 식문화는 국가의 경제적 상황 등과 관계없이 국가나 민족마다 고유의 체계를 갖고 있으며, 그 자체로 인정되고 존중될 가치가 있다. 식문화 형성에 영향을 미치는 요인은 자연·환경적요인과 사회적요인(직업, 가족구성, 종교, 교육수준 등), 경제적요인(소득), 기술적요인(만드는 기술 등)이 포함된다. 한국의 우수한 식문화로 대표적인 것이 김장문화이다. 한국의 김장문화는 2013년 세계인류무형문화유산으로 등재되어 김치로 상징되는 한국음식의 정체성과 공동체 간의 협동, 인간과 자연의 조화를 중시하여 한국 식문화의 가치를 인정한 사례라고 할 수 있다.

한국 식문화에 영향을 미친 지리적 특성은 반도국가로서 북쪽은 육로로 대륙과 연결되고 동·서·남쪽의 3면은 바다로 둘러싸여 있어 이러한 지리적 여건으로 대륙과 해양 양쪽으로부터 문화를 받아들이고 전파되었다. 중국의 문화를 일본에 전해주는 교량의 역할도 가능했으며 남북이 길어 지역에 따라 다양한 식문화가 형성되었다.

지형 특성은 전체 면적의 70%를 산지가 차지하고 동부와 북부지역은 높은 산맥들이 많아 지대가 높고, 남부와 서부는 낮은 지형으로 여러 산맥을 경계로 지역이 나누어지며, 생산되는 재료가 지역에 따라 다양하게 형성될 수 있었다. 또한 3면이 바다로 둘러싸여 수산물 보고를 이루고 다양한 어패류를 이용한 젓갈과 건어물로 가공하면서 곡류에서 부족한 단백질을 보충할 수 있었으며, 해로를 통해 일본으로 다양한 식문화를 전파하고, 외국의 식문화가 유입될 수 있었다. 기후 특성은 사계절 구분이 뚜렷하고 평균기온 10~14℃ 정도. 연강수량 40~60%로 벼농사에 적합하였고, 계절별 농산물이 달라 음식에 계절성이 크게 나타날 수 있었다.

한국 식문화의 사회·문화적배경은 정치, 경제적인 환경 조건이 크게 작용하여 각 시대의 종교, 가치관, 예술, 풍속 등의 환경 영향을 크게 받았다. 숭불환경에서 과정류, 채소음식이 발달하였고 유교문화로 관혼상제 의례절차에 따른 의례음식이 발달하였으며, 향약연구 발달은 식생활에 약식동의(藥食同意)의 개념을 토착화하였다. 산업화, 국제화 환경에서 유통체계 발달, 외래 식문화 전래로 한식과 양식의 식문화가 혼합된 이중구조의 식문화가 등장하게 되었다.

2. 한국음식의 특징

가. 한국 음식문화의 특징[59]

한국 음식문화는 식약 동원 개념을 적용한 음식문화이며, 음양 오행에 기초한 음식문화, 공동체 의식에 입각한 축제성격의 음식문화, 정성이 깃들여진 음식문화, 풍류와 멋을 지닌 음식문화가 특징이다.

한국음식의 종류는 한국 음식의 기본음식인 밥과 제 2의 주식인 죽, 국수, 만두가 있고, 국물음식으로 국, 탕, 찌개, 전골, 최고의 건강음식인 나물, 생채, 숙채류가 있다. 불의 미학인 구이, 볶음, 세심한 조리법이 필요한 조림, 찜, 선, 초, 묵히고 삭히는 발효음식인 김치, 장, 젓갈류, 손님접대와 음주가무의 전통을 담은 전통주, 곡물조리법의 진수인 떡류, 독특한 창작품인 한과, 음청류 등이 있다.

나. 한국음식의 우수성

한국음식은 쌀과 콩의 영양적 가치를 활용한 음식이 다양하고, 채소를 이용한 다채로운 반찬류가 있으며, 육류의 영양적 가치를 높인 조리법을 사용함으로써 식이섬유소 함량과 불포화지방산 함량, 파이토케이컬의 함량이 높아 성인병 예방에 도움이 되는 우수한 특성을 갖고 있다.

---

[59] 강경심 외 (2018), 한국음식의 맛과 멋. 창지사.

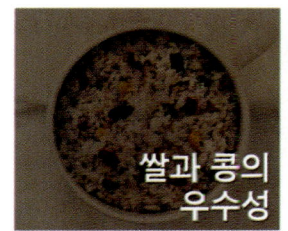 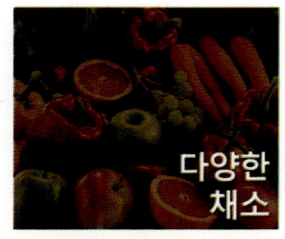 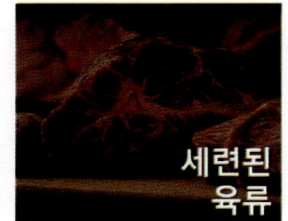

쌀과 콩의 우수성 / 다양한 채소 / 세련된 육류

- 식이섬유소 함량 ↑
- 불포화지방산 함량 ↑
- 파이토케미컬 함량 ↑

성인병 예방 효과

<한국음식의 우수성>

다. 한국음식의 특성

한국음식은 주식과 부식의 구분이 뚜렷하고, 죽, 밥, 국수, 만두, 수제비, 떡, 한과, 음청류 등 곡류 가공이 발달하였으며, 죽상, 면상, 반상, 교자상, 주안상, 다과상의 일상식과 의례식의 구분이 있다. 다양한 음식의 종류와 조리법이 있고, 조장식품의 발달, 입으로 먹는 음식은 몸에 약이된다는 약식동원(藥食同源)사상, 다양한 양념과 고명, 조리 및 음식 배합의 과학성, 시절음식과 향토음식 풍습 등의 특징이 있다.

라. 전통식문화의 보존

전통음식은 눈에 보이는 유형의 자산이지만 음식을 생산하는 과정이나 제조기술, 음식에 담긴 정성 등은 무형자산이다. 전통식문화는 공연이나 예술문화와 같이 무형문화유산에 해당하며, 보호하지 않으면 소멸될 가능성이 높다.

유네스코에서는 인류 중요한 문화나 유산을 보호하기 위해 문화적 다양성과 창의성이 유지될 수 있도록 등재 제도를 운영하고 있다. 유네스코 인류무형문화유산 등재 식문화 사례는 다음과 같다.

<유네스코 인류무형문화유산 등재 식문화 사례>

*출처: 유네스코유산(http://heritage.unusco.or.kr)

전통식문화	내용
김장문화 (한국, 2013)	• 춥고 긴 겨울을 나기 위해 많은 양의 김치를 담그는 기술 • 고유의 향신료와 해산물로 양념하여 발효한 채소 저장식품 • 자연적 주거환경과 관련 • 김장 후 가정마다 김치를 나누어 먹는 관습
미식문화 (프랑스, 2010)	• 집단이나 개인의 중요한 순간을 기념하기 위한 관습 • 음식과 잘 어우러질 수 있는 지역 농산물 사용 • 포도주, 테이블 세팅 및 식사예절 등 포함
케슈케크 (터키, 2011)	• 작물재배부터 음식까지 공동 참여 • 결혼식, 할례의식, 종교, 휴일의 터키 전통의식 요리 • 여성과 남성이 협력하여 밀과 케슈케크라는 고기를 커다란 가마솥에 요리하여 손님에게 제공
지중해식단(그리스, 모로코, 스페인, 이탈리아, 2010)	• 지중해 풍경부터 식사, 테이블까지 모두 포함 • 농사, 어획, 식행동 등 모든 것을 포함하는 기술, 지식, 실천, 전통
멕시코전통요리 (멕시코, 2010)	• 작물재배부터 요리하고 먹는 것까지 공동으로 만드는 풍습 • 옥수수, 콩, 칠리 등을 윤작하는 전통적 생산방식
생강빵제조기술 (북크로아티아, 2010)	• 수 세대를 거쳐 남자들 사이에 전승되던 기술이었지만 현재는 남녀 모두에게 이어지고 있음 • 밀가루, 설탕, 물, 베이킹소다, 필수적인 향신료 이용 • 각각의 독특한 방식으로 생강빵 장식
와쇼쿠 전통정월 식문화 (일본, 2013)	• 자연 존중 정신 및 식문화와 관련된 사회적 관습 • 신선한 재료, 자연의 아름다움과 계절 변화 표현 • 정월 등 세시 행사외의 관련성, 식기 제작도 포함
전통 와인 제조법 (조지아, 2013)	• 전통적인 와인 제조법으로 포도송이째 항아리에 넣고 밀봉하는 제조법 • 6000년의 역사성
커피문화 (터키, 2013)	• 원두 산지국이 아닌 커피 문화와 전통 • 원두가루를 불로 끓이는 방식, 가장 오래된 제조법 • 잔에 남은 찌꺼기로 운세를 점치는 풍습, 공동체 결속

Ⅱ. 한국전통음식의 종류(60)

1. 주식류 종류

가. 밥류

밥은 쌀, 보리, 조 등의 곡류를 끓여서 익힌 것을 말한다. 밥류의 종류는 쌀로만 짓는 **쌀밥**과 잡곡과 쌀을 섞어 짓는 **잡곡밥**, **오곡밥**이 있고 여러 가지 채소나 견과류, 해산물, 육류를 넣고 짓는 **영양밥**, 밥과 여러 가지 식재료를 이용하여 만드는 **비빔밥**이 있다.

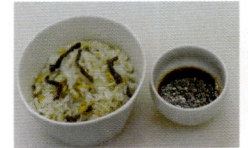
<콩나물밥>

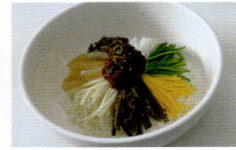
<비빔밥>

나. 죽류

죽류는 우리나라에서 가장 먼저 시작된 요리이다. 곡물의 낟알이나 가루에 많은 물을 넣고 오랜 시간 푹 끓여 익힌 음식으로 별식이나 보양식으로 발전하였다. 쌀을 기본 재료로 하여 인삼, 깨, 잣 등의 약용식물을 넉넉히 넣어 끓인 죽과 채소, 육류, 어패류, 우유, 잡곡 등을 넣어 끓인 죽으로 나뉜다. 죽은 소화가 잘되기 때문에 이유식이나 환자식, 노인식으로 적합하다.

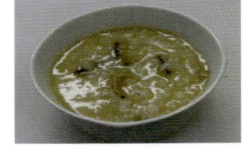
<장국죽>

다. 국수, 만두, 떡국

국수는 밀가루, 메밀가루 등을 반죽하여 길게 뽑아 만든 음식이다. 국수장국은 장국에 삶은 국수를 넣어 만든 음식으로 장국의 재료로는 쇠고기, 닭고기, 꿩고기, 멸치 등을 많이 사용한다. **만두**는 밀가루를 반죽하여 만두피를 만들고, 여러 가지 음식 재료를 다져서 만든 소를 넣어 빚은 것으로 만두만 넣으면 만둣국, 떡을 넣어 끓이면 떡만둣국이 된다. **떡국**은 정월초하루 만들어 먹는 우리 고유의 음식으로 사골, 양지머리,

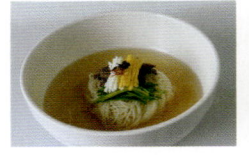
<국수장국>

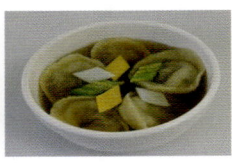
<만두국>

---
60) 강경심 외 (2018), 한국음식의 맛과 멋, 창지사

사태 등을 오랫동안 고아서 만든 장국에 흰 가래떡을 썰어 넣어 끓인 것이다. 계란 지단을 만들어 모양을 내기도 한다.

2. 부식류의 종류

가. 국, 찌개, 전골

국은 맑은장국과 토장국, 곰국, 냉국 등이 있다. 우리나라 전통 상차림에는 국이 항상 차려지며 더불어 숟가락 사용 문화가 발달하게 되었다. 국에 넣는 식재료는 육류, 채소류, 해조류, 어패류 등 다양하게 사용한다.

찌개는 궁중에서 '조치'라 불렸으며, 국물이 찌개보다 적어 자작하게 끓이는 것을 지짐이라고 한다. **전골**은 즉석에서 끓여 먹는 국물 음식으로 쇠고기, 어패류, 버섯류, 채소류를 주재료로 사용한다. 신선로는 궁중의 대표적인 전골 요리이다.

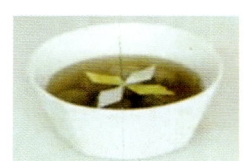
<완자탕>

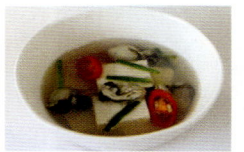
<두부젓국찌개>

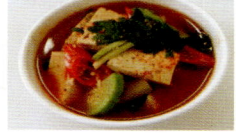
<생선찌개>

나. 숙채, 생채

숙채는 채소 또는 산, 들의 나물을 데치거나 볶아서 갖은양념을 하여 만든 나물이다. 조리법에 따라 무침 나물과 볶음 나물로 나뉘며, 숙채는 3색 또는 5색 나물로 만들어 먹어 색을 통해 눈으로도 맛을 즐기고, **생채**는 채소류를 익히지 않고 깨끗이 손질하여 생으로 먹는 것을 말한다. 양념으로는 초장, 초고추장, 겨자 등이 이용되고 도라지, 무, 오리, 미나리 등의 재료가 주로 사용된다.

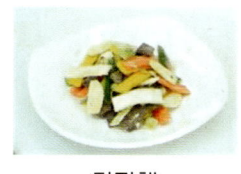
<탕평채>

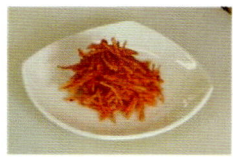
<무생채>

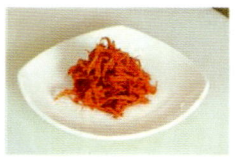
<더덕생채>

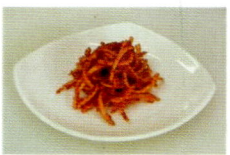
<도라지생채>

다. 찜, 선, 조림, 초, 볶음

찜은 육류, 어패류에 각종 양념을 넣고 중탕으로 푹 익힌 음식으로 닭찜, 돼지갈비찜 등이 있다.

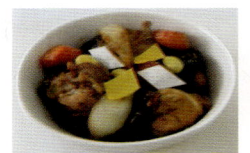 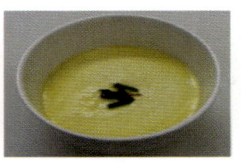 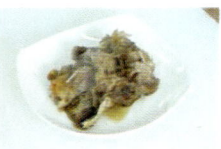

<닭찜>　　　<돼지갈비찜>　　　<닭갈찜>　　　<북어찜>

　선은 호박, 오이에 소를 넣고 녹말가루 씌워 지져낸 음식으로 산뜻한 맛으로 식욕 돋운다. 조림은 육류, 어패류, 채소를 간장이나 고추장에 조려 만든 음식으로 흰살생선은 간장을 주로 사용하고, 붉은살생선은 고추장과 고춧가루를 사용한다. 조기조림, 장조림 등이 있다. 초는 조림과 비슷한 조리법으로 조림 국물에 녹말을 풀어 재료에 엉기도록 하여 익힌 음식이다. 국물이 걸쭉하고 윤기가 나는 것이 특징이며, 홍합초, 전복초, 삼합초 등이 있다.

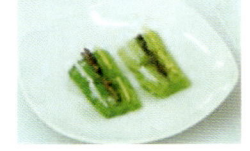 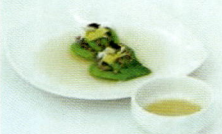 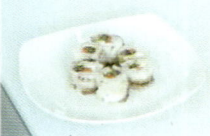 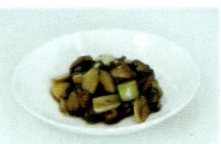

<오이선>　　　<호박선>　　　<어선>　　　<홍합초>

　볶음은 고기, 채소, 해조류 등을 손질 후 썰어서 기름에 볶은 음식으로 물기가 밖으로 새어 나오지 않도록 200℃ 이상에서 주로 볶는다. 낙지볶음, 떡볶이 등이 있다.

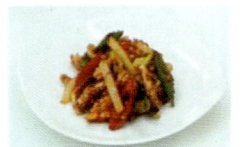

<오징어볶음>

라. 구이, 전, 적

　구이는 재료를 꼬챙이에 꿰어서 굽거나, 꿰지 않고 석쇠나 번철에 굽는 것으로 뱅어포구이, 고등어구이, 장어구이, 복어구이, 조기구이 등이 있다.

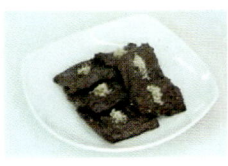 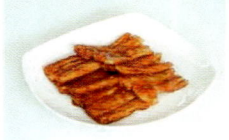 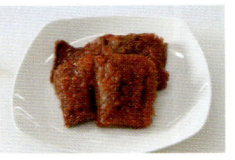 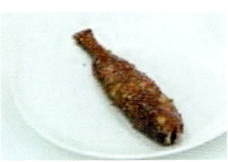

<너비아니구이>　　　<더덕구이>　　　<북어구이>　　　<생선구이>

　전은 육류, 어패류, 채소류를 얇게 저미거나 다진 후 밀가루와 달걀을 씌워 기름을 두르고 지져낸 것이다. 적은 어육류나 채소를 양념하여 대꼬챙이에 꿰어 석쇠에 굽거나 번철에 지진 것으로 산적은 익히지 않은 식재료를 꿰어 그대로 구워 완성한 것을 말하고, 누름적은 식재료를 꿰어 전을 부치듯이 밀가루와 달걀을 입혀서 지져서 만든 것으로 떡산적, 파산적, 화양적 등이 있다.

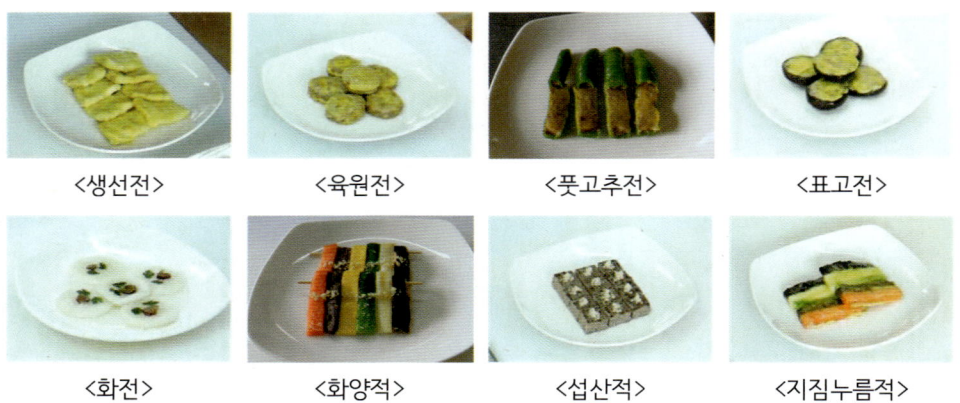

<생선전>   <육원전>   <풋고추전>   <표고전>

<화전>   <화양적>   <섭산적>   <지짐누름적>

마. 회, 편육

회는 육류, 생선, 채소 등을 익히지 않고 먹는 생회와 살짝 데쳐서 회, 즙에 찍어 먹는 숙회로 나뉜다. 날것으로 조리하기 때문에 신선한 재료를 선택하는 것이 중요하다. 육회, 홍어회, 오징어숙회, 미나리강회 등이 있다. **편육**은 쇠고기나 돼지고기를 주로 사용하고 삶을 때 고기덩이가 너무 크면 고기 속의 핏물이 표면으로 새어 나와 익은 고기의 색이 좋지 않으므로 적당히 잘라 삶는 것이 좋다.

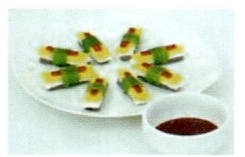 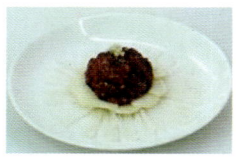

<미나리강회>   <육회>

바. 마른반찬, 장아찌

마른반찬류는 식품을 무치거나 볶거나 조려서 만든 반찬류로 **자반**은 물고기를 소금에 절여 약간 건조한 것으로 주로 굽는 조리법을 사용한다. **부각**은 김, 깻잎, 고추 등에 묽게 끓인 찹쌀풀을 묻혀 말린 후 기름에 튀긴 것이다. **튀각**은 건조된 다시마, 미역, 호두 등을 기름에 그대로 튀긴 음식이다.

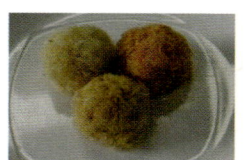

<북어보푸라기>

장아찌는 장지 또는 장과라고도 하며 절임장아찌는 재료를 소금에 절이거나 햇볕에 건조시켜 만든 것으로 매실절임장아찌, 더덕장아찌 등이 있다. 숙장아찌는 채소 등을 절인 뒤 볶거나 간장에 졸여 만든 것으로 절임장아찌에 비해 저장기간 짧다.

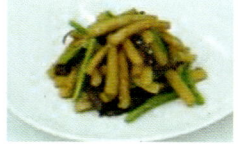 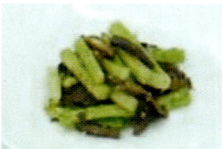

<무숙장아찌>   <오이숙장아찌>

3. 후식류, 전통발효식품류

가. 떡, 한과

떡은 죽 다음으로 역사가 가장 깊은 한국 고유의 음식으로 곡식가루를 반죽하여 찌거나 삶아 익힌 것이다. 떡은 만드는 방법에 따라 구분한다. **찌는 떡**은 곡류 가루를 시루에 찌는 것으로 시루떡이 있다. **치는 떡**은 찹쌀이나 멥살을 쪄낸 뒤 다시 쳐서 만든 떡이고, **빚는 떡**은 쌀이나 찹쌀가루로 반죽하여 손으로 빚어 익힌 떡을 말하며, **지지는 떡**은 찹쌀가루를 반죽하여 모양을 빚어 기름에 지진 떡을 말한다.

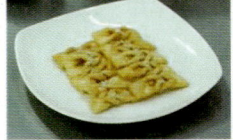
<매작과>

한과는 한국의 모든 전통 과정류을 일컬어 말하며, 곡물에 꿀을 섞어 만든다. 명절이나 의례 상차림에 빼놓지 않고 올리는 음식으로 유밀과류, 강정류, 다식류 등이 있다.

나. 김치류

김치는 우리 민족의 지혜가 담긴 한국인의 대표음식이다. 식물성 식품과 동물성 식품을 적절히 사용하여 만든 발효음식으로 배추와 무에 젓갈류, 양념, 향신료 등을 넣어 맛이 좋고 영양적으로 우수한 저장식품이다. 김장은 3~4개월간 지속되는 추운 겨울의 부족한 영향 공급원으로 임진왜란 전후 고추가 소개되면서 지금과 같은 김치 형태가 발달하게 되었다. 최근에는 김치의 우수성이 알려지면서 건강과 관련하여 기능성에 대한 연구가 많이 이루어지고 있다. 만드는 재료와 방법, 지방에 따라 다양한 김치가 존재하며 배추김치, 나박김치, 열무김치, 백김치, 깍두기, 물김치, 얼갈이김치, 갓김치, 깻잎김치 등이 있다.

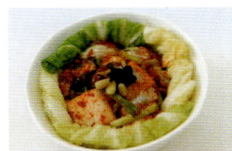
<보쌈김치>

다. 장류

장이란 간장, 된장, 고추장, 청국장 등을 통틀어 일컫는 말로 재료와 담그는 방법에 따라 분류한다. 음식 종류에 따라 묽은 정도가 다른 장을 사용하며, 장을 잘 가려서 음식의 간을 맞추는 것으로 그 맛이 결정된다.

장은 우리나라 전통음식의 고유한 맛을 만들어 주는 근원이라고 할 수 있다. **간장**은 저장성이 좋아 오린 기간 두고 사용 가능하며, **된장**은 콩을 주로 이용하여 만들기 때문에 단백질 함량이 높다. **고추장**은 메줏가루와 함께 넣는 재료에 따라 여러 가지로 구분한다. 찹쌀을 넣으면 찹쌀고추장이 되고, 멥쌀을 넣으면 멥쌀고추장, 보리를 넣으면 보리고추장이 된다.

라. 젓갈, 식초류

젓갈은 생선이나 조개 또는 생선 내장 등을 소금에 절여 일정기간 숙성·발효시킨 것이다. 곡류 위주의 식사를 하는 우리나라 사람들에게 단백질 공급이 된다. 새우젓과 멸치액젓 등은 김치를 만들 때 필수 양념이다.

식초는 신맛을 내는 조미료로 식욕을 증진, 소화 흡수율을 돕는 효과가 있다. 음식 조리 시 사용하며, 곡류, 과실류 및 술 등을 주원료로 하며 이를 발효시켜서 만든다.

Ⅲ. 한국향토음식

1. 서울·경기음식

서울음식은 조선시대 음식 특징이 남아 있고 전국 음식의 집결로 다양하고 화려한 음식이 특징이다. 맛은 담백하나 손이 많이 가고 정성을 담은 멋을 낸 음식으로 반가와 중인 요리가 정착하였다. 음식의 종류로는 초교탕, 갑회, 어채, 편수, 생치만두, 임자수탕 등이 있다.

경기도음식은 서해안 해산물과 산간지역의 산나물이 풍부하고 강원도와 충청도, 황해도와 접해 있어 음식의 공통점이 많다. 소박하고 수수하며, 양이 많은 편이고 양념을 많이 쓰지 않고 국물이 걸쭉하고 구수하다. 향토음식으로 조랭이떡국, 칼싹두기, 종갈비찜, 장떡, 홍해삼, 주악 등이 있다.

2. 경상·전라음식

경상도음식은 남해와 동해에 좋은 어장이 접해있어 해산물이 풍부하고 낙동강 유역 분지와 평야에서 각종 산물이 생산되어 생선을 많이 섭취하고 해산물과 담수어, 콩을 이용음식이 발달하였다. 음식은 대체로 맵고 간은 센 편이며, 방아잎, 산초 등

독특한 향을 즐기는 경향이 있다. 향토음식으로 진주비빔밥, 무밥, 따로국밥, 안동건진국수, 재첩국, 부산겨자잡채 등이 있다.

전라도음식은 전북은 국내 유수 곡창지대이고, 전남은 해산물이 풍부하고, 생강, 감, 유자 등의 특산물이 유명하며, 전주와 광주 중심의 음식문화가 발달하였다. 반찬 가짓수가 많고 다양한 젓갈을 사용하며, 간이 세고 고춧가루를 즐겨 사용한다. 향토음식으로 전주비빔밥, 피문어죽, 낭매죽, 파만두, 용봉탕, 낙지호롱 등이 있다.

3. 충청·강원·제주음식

충청도음식 특징은 충북은 민물새우, 민물장어, 메기, 올갱이, 쏘가리 등이 많고 산간지방은 산채와 버섯을 많이 사용하며, 된장과 청국장요리가 발달하였다. 충남은 기후가 온화하고 강우량이 적당하여 농산물이 다양하고, 서해의 어장, 간월도 어리굴젓, 광천 새우젓이 유명하다. 꾸밈이 없고, 담백하며 소박한 음식으로 양이 푸짐하다. 향토음식으로 날떡국, 호박범벅, 호박풀대죽, 호박지찌개, 홍어어시욱, 호박게국지 등이 있다.

강원도음식은 영동해안지방은 생태와 오징어, 해조류, 산나물이 주요농산물이고 영서지방은 옥수수, 감자, 메밀, 콩을 많이 사용하고 있는 것이 특징이다. 육류나 젓갈을 적게 쓰고, 멸치와 조개를 넣어 음식 맛을 내며, 소박하고 담백하고, 감자와 옥수수, 메밀을 이용한 음식이 발달하였다. 향토음식 종류로는 강냉이밥, 곤드레나물, 올챙이국수, 동태순대, 올챙이묵, 오징어순대 등이 있다.

제주도음식은 쌀이 귀해 콩, 보리, 조, 메일을 많이 사용하고 있다. 자리돔, 옥돔, 전복, 오분자기, 표고버섯, 산채, 꿩 등을 사용하며 재료가 가진 자연의 맛을 살리고, 된장으로 맛을 내고 간은 세게 하는 편이다. 향토음식은 초기죽, 깅이죽, 메밀저배기, 꿩메밀만두, 갈치호박국, 오분자기찜 등이 있다.

4. 평안·함경도음식

평안도음식은 진취적, 대륙적으로 크기가 크고, 푸짐하며, 기름진 육류와 콩, 녹두로 만든 음식을 즐기고 모양에 신경 쓰지 않고 큼직하게 만드는 경향이 있다. 국수를 즐기며, 평양 음식인 냉면, 어복쟁반, 순대, 온반, 온면, 닭죽, 어죽 등이 가장 발달하였다. 향토음식은 생치만두, 강량국수, 평양냉면, 어복쟁반, 내포증탕, 송기떡 등이 있다.

함경도음식은 잡곡이 풍부하고, 주식으로 기장밥, 조밥 등을 먹었다. 감자와 고구마 전분을 이용한 요리가 발달하였고 대표적인 음식이 냉면이다. 장식이나 기교를 부리지 않고 간은 짜지 않지만 고추와 마늘 양념을 많이 사용하여 맛이 강한 것이 특징이다. 주요 향토음식으로 가자미식해, 회냉면, 감자막가리만두, 오그랑떡이 있다.

황해도음식은 음식을 한번에 많이 만들고 맛은 담백하며 기교를 부리지 않는다. 송편, 만두를 큼직하게 빚고, 꿩고기와 닭고기를 많이 사용하고 김치에 향미채소를 사용한다. 조밥을 많이 먹고 겨울철에 국수나 찬밥을 김치나 동치미국물에 말아 먹는 특징이 있다. 향토음식은 해주비빔밥, 비지밥, 행적, 오쟁이떡, 닭알떡 등이 있다.

제 10 장 식품의 선택과 조리

Ⅰ. 식재료 특징 및 선택

1. 식재료의 의미

가. 식품(食品, Food)이란?

식품이란 의약으로 섭취하는 것을 제외한 모든 음식물을 말하며[61], 인간이 먹기 위하여 요리하거나 그대로 먹을 수 있는 모든 재료를 총칭하고[62], 가공, 반가공, 가공하지 않은 원료를 포함한 사람이 섭취를 목적으로 하는 물질을 말한다[63]. 식품은 유해한 물질을 함유하지 않은 천연물 또는 가공품으로 여러가지 소화될 수 있는 영양소를 함유하고 있으며, 현대 기술의 발달로 식품의 종류는 다양하게 변화, 발전하고 있고, 식재료 산업 시장 규모의 증가로 식재료 가치에 대한 중요성이 강조되고 있다.

반면 **식재료(食材料)**란 농림축산수산물과 가공식품 등의 원료 식품만 지칭하며 식품과 비교하여 식품을 이루는 것으로 생산자와 수요처의 중간에서 유통되는 모든 음식 재료를 말한다. 다양한 식재료 섭취를 통해 에너지를 얻고, 신체를 구성하며, 신체 기능을 얻게 되므로 식재료의 이해를 통한 올바른 선택은 현재의 건강 뿐만 아니라 미래의 건강한 삶에 매우 중요한 가치를 지닌다.

가공식품(加工食品, Processed Food)이란 식품원료(농, 임, 축, 수산물 등)에 식품 또는 식품첨가물을 가하거나 그 원형을 알아볼 수 없을 정도로 변형(분쇄, 절단 등)시키거나 이와 같이 변형시킨 것을 서로 혼합 또는 이 혼합물에 식품 또는 식품첨가물을 사용하여 제조·가공·포장한 식품으로 단, 식품첨가물이나 다른 원료를 사용하지 아니하고 원형을 알아볼 수 있는 정도로 농·임·축·수산물을 단순히 자르거나

---

[61] 식품위생법 제2조1항
[62] 두산백과
[63] 식품과학사전

껍질을 벗기거나 소금에 절이거나 숙성하거나 가열(살균의 목적 또는 성분의 현격한 변화를 유발하는 경우 제외) 등의 처리과정 중 위생상 위해 발생의 우려가 없고 식품의 상태를 관능으로 확인할 수 있도록 단순처리한 것은 제외된다[64].

나. 식재료의 기능

식재료는 생명유지기능, 관능적기능, 생체조절기능의 3대 기능이 있다.

생명유지기능은 식품이 갖는 1차 기능으로 식품은 사람의 건강 및 생명 유지를 위한 수단으로 사용된다. 균형 있는 영양 섭취는 정상적인 신체발달을 돕고 스트레스를 비교적 잘 견딜 수 있게 하며, 유아기 지능 발달에도 영향 미친다. **관능적 기능**은 식품의 2차 기능으로 식품의 관능적 특성에 영향을 준다. 식품은 맛, 향, 색, 질감 등을 적절히 느낄 수 있어야 하며 이 기능이 충족되지 못하면 식품의 가치는 낮아지고, 경제적 가치도 떨어지게 된다. **생체조절기능**은 식품의 3차 기능으로 식품에는 신체 생리활성기능이 요구되며, 신체 리듬 조절, 질병 예방·치유, 면역력 증진, 알레르기 감소, 노화 방지 등 사람의 건강과 장수에 관계가 깊은 기능이다. 기능성 식품, 건강보조식품을 포함한다. 기타 기능으로 식품은 사람이 섭취하기에 안전한 품질을 갖추고 있는 **안전성**, 적절한 가격에 구입하고 폐기할 수 있어야 하는 **경제성**이 요구된다.

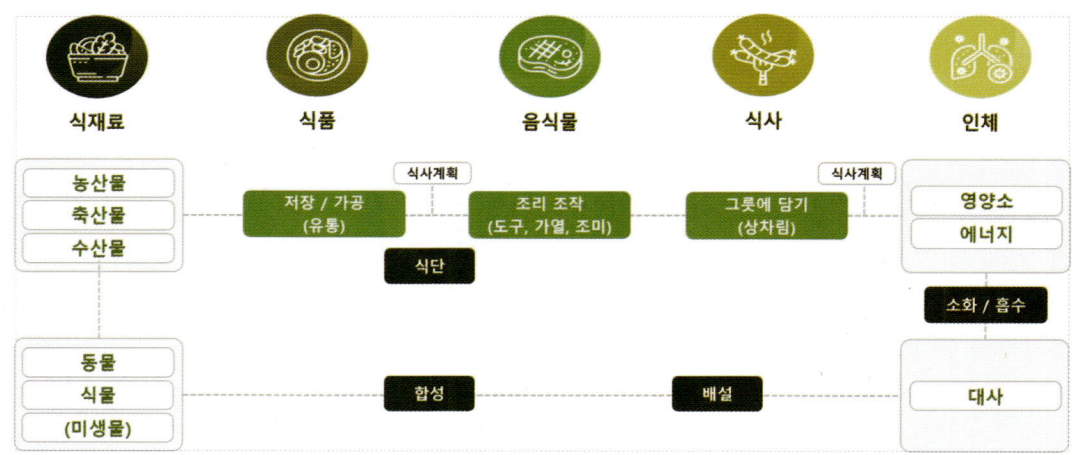

<식재료의 활용과 인체 대사 관계>
*출처: 농림축산식품부(2018), 지역농산물과 소비자 연계 강화를 위한 식생활교육 방향

---

[64] 식품의 기준 및 규격 제2022-16호 제1.총직 3.용어의 풀이 42) 가공식품.

다. 식재료 분류

식재료는 산업별, 영양성분별, 동식물성 원료 등으로 분류되며 약 300여종에 이르고 있다. 산업별 분류로는 농산물인 곡류, 두류, 서류, 채소류, 과일류 등, 축산물인 수조육류, 우유 및 유제품, 알류, 벌꿀 등, 수산물인 어류, 갑각류, 조개류, 해조류 등이 있다. 영양성분에 따른 분류는 탄수화물식품인 곡류, 서류(감자, 고구마, 토란 등) 및 가공품, 단백질식품은 두류, 육류, 어패류, 난류, 유류 및 가공품, 지질식품은 유지류, 견과류(잣, 호두, 땅콩등), 비타민·무기질식품은 엽채류, 과채류, 과일류, 해조류 및 이들의 가공품이 있다. 식물성·동물성 원료에 따른 분류로 식물성원료와 동물성원료가 있다.[65]

1) 자연식품 분류

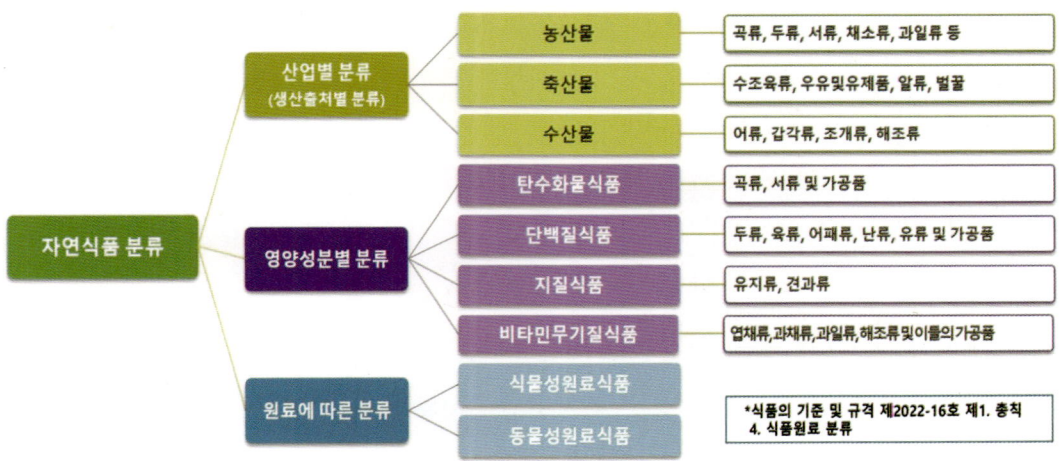

---

[65] 식품의 기준 및 규격 제2022-16호 제1. 총칙 4. 식품원료 분류.

2) 가공식품 분류

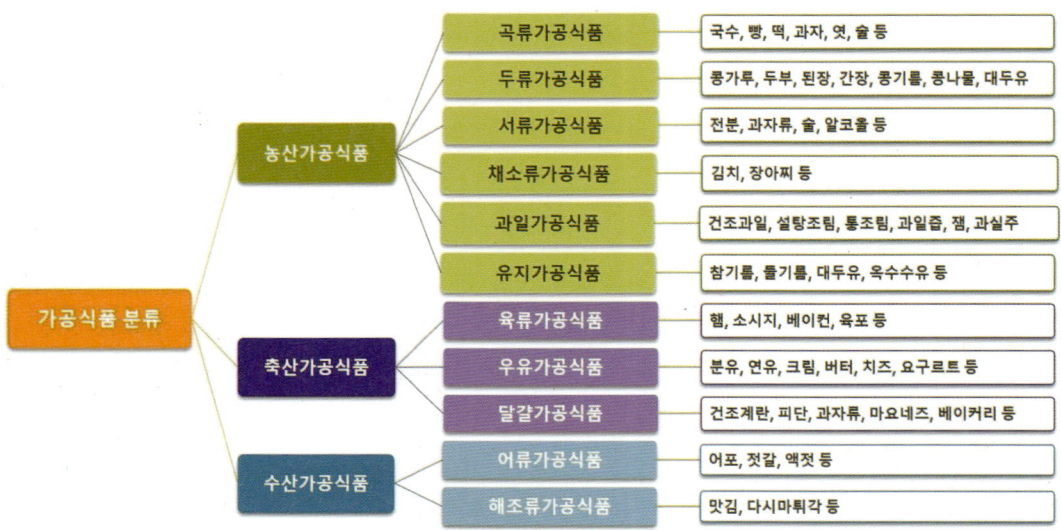

3) 영양성분별 분류

영양성분	식품군	체내 역할	섭취 횟수
탄수화물 (포도당)	곡류	*활동하는데 필요한 에너지 공급 *두뇌활동 에너지 제공	끼니별 1회 정도
단백질	고기 생선 계란 콩류	*정상적인 성장 및 생리적 기능 관련 근육 생성 *면역력을 증강	끼니별 1회 정도
비타민, 무기질, 식이섬유소	채소류	*신체기능 조절 및 다른 영양소 흡수 도움 *피부 건강 도움, 변비 예방 및 개선 *비만예방, 혈당 및 콜레스테롤 수치 정상화 도움	끼니별 2가지 이상 (나물, 생채, 쌈, 국건더기 등)
비타민, 무기질, 식이섬유소	과일류	*신체기능 조절 및 다른 영양소 흡수 도움 *피부 건강 도움, 변비 예방 및 개선 *비만예방, 혈당 및 콜레스테롤 수치 정상화 도움	하루 1~2회 정도
칼슘, 단백질	우유 유제품	*뼈와 이 건강 도움 *신경전달 및 근육 운동에 관여	아동 및 청소년 하루 2회, 성인 하루 1회
지방, 단순당	유지 당류	*에너지 공급, 지용성비타민 흡수 도움 *체온 조절 및 유지	조리 시 사용되므로 따로 섭취할 필요 없음

4) 계절별 분류

계절	월별	시기	월별 제철 식재료		
			채소	해산물	과일
봄	2	입춘, 우수	쑥갓, 고비, 양파, 순무, 시금치, 달래	청각, 다시마, 파래, 전복, 꼬막, 대구	사과, 귤, 레몬, 유자
	3	경칩, 춘분	봄미나리, 쑥, 냉이, 씀바귀, 고사리, 봄동	물미역, 톳, 바지락, 대합, 도미, 피조개	사과, 딸기, 금귤
	4	청명, 곡우	양상추, 상추, 두릅죽순, 그린아스파라거스	도미, 조기, 뱅어포, 김갈치, 고등어	딸기
여름	5	입하, 소만	양배추, 고구마순, 완두, 미나리, 파상추, 양파	멍게, 참치, 홍어, 넙치, 잔새우, 오징어	딸기, 앵두
	6	망종, 하지	샐러리, 오이, 양파, 근대	전복, 민어, 병어, 삼치, 바닷가재	토마토, 참외, 매실
	7	소서, 대서	부추, 가지, 피망, 양상추, 애호박	장어, 홍어, 농어, 갑오징어, 병어	수박, 딸기, 참외, 자두, 산딸기
가을	8	입추, 처서	오이, 열무, 깻잎, 감자, 풋고추, 옥수수, 고구마순	전복, 성게, 잉어	멜론, 포도, 복숭아, 수박
	9	백로, 추분	당근, 풋콩, 토란, 감자, 고구마, 느타리, 감자, 표고버섯	해파리	배, 사과, 포도, 석류, 무화과
	10	한로, 상강	송이버섯 고추, 팥, 무, 고들빼기, 양송이버섯	꽁치, 갈치, 청어, 대하, 홍합, 고등어	사과, 모과, 감, 밤, 대추, 유자, 오미자
겨울	11	입동, 소설	부로콜리, 배추, 무, 파, 연근, 당근 늙은호박, 우엉	옥돔, 방어, 연어, 참치, 참돔, 대구, 성게	배, 사과, 귤, 키위, 은행, 유자
	12	대설, 동지	컬리플라워, 산마	굴, 꽃게, 홍게, 방어, 넙치, 북어, 낙지, 가자미, 김, 쭈꾸미, 미역, 꼬막, 가오리	사과, 귤, 바나나
	1	소한, 대한	우엉, 당근, 연근	굴, 문어, 해삼, 대구, 옥돔, 아귀, 가자미	사과, 귤, 레몬, 호두

2. 식재료의 특징

가. 곡류

곡류는 탄수화물의 주요 급원식품으로 쌀, 밀, 옥수수, 보리, 메밀, 귀리, 호밀, 조, 수수 등이 해당된다. 오곡이라고 하면 쌀, 보리, 콩, 조, 기장을 말한다. 곡류는 국민 전체 열량 섭취율의 60% 정도 차지하고 있다. 대부분 100g당 350kcal를 내며, 탄수화물 60~70%, 단백질 10%, 지방 2~3%를 함유하고 있다.

쌀은 왕겨(외강층)을 제외하고 겨층 6%, 배유 91~92%, 배아 2~3%로 구성된다. 겨층(호분층)은 쌀 영양분의 29% 정도 함유하고 섬유질과 식물성지방이 풍부하다. 배유(전분층)는 쌀 영양분의 5% 정도를 함유하고 있고, 탄수화물,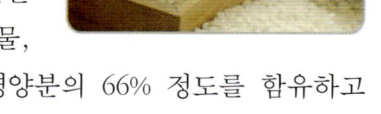
단백질, 지방 등으로 구성되어 있다. 배아(쌀눈)는 쌀 영양분의 66% 정도를 함유하고 있고 비타민과 미네랄, 리놀레산 등이 풍부하다.

나. 두류

두류는 대두, 팥, 녹두, 완두콩, 강낭콩 등이 해당되고 식물성식품이면서 단백질이 풍부한 우수 식재료이다. 두류는 단백질 20~40%, 탄수화물 20~60%, 지질 20% 정도이고 칼륨, 인, 칼슘 등 무기질과 비타민이 다량 함유되어 있다. 콩, 땅콩은 지방, 단백질 함량이 높고, 녹두, 완두, 강낭콩, 팥은 전분질 함량 높다. 사포닌, 레시틴, 이소플라본, 탄닌 등의 특수성분을 함유하고 있다. 두류는 단백질 상호보완기능으로 콩에 부족한 메티오닌과 곡류에 부족한 리신, 트립토판을 함께 섭취하게 되면 부족한 아미노산을 보완할 수 있으며, 대체로 필수아미노산을 골고루 함유하고 있고 육류 대체 식물성단백질로 각광받고 있어 지속가능한 식생활의 실천 방안 중 하나로 거론되고 있다. 두류의 다양한 가치 활용으로 발효식품(된장, 간장, 청국장), 발아식품(콩나물), 추출(두유, 두부, 콩기름 등), 분쇄(콩가루) 등으로 활용할 수 있다.

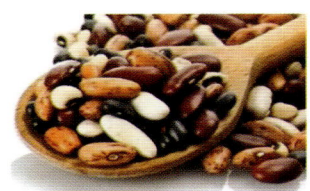

다. 서류

서류는 감자, 고구마, 카사바, 돼지감자, 토란, 마 등 땅속 줄기나 뿌리에 영양분을 저장하여 비대해진 식물을 일컫는다. 수분 70~80%, 탄수화물 15~30% 함유하고 있고, 단백질, 지질, 비타민 함유량은 적으나 칼륨, 칼슘 함량이 높다. 서류의 비타민은 가열에 의한 손실이 적은 편으로 감자, 고구마는 주식이나 주식 대용으로 사용하고 전분으로 제조되어 다양한 식품산업에 이용되고 있다. 토란은 동남아시아에서 주식으로 이용하고 우리나라에서는 추석 명절음식인 토란탕, 토란조림 등에 이용되고 있다. 토란의 미끄러운 특징은 갈락탄(galactan)으로 소금물이나 쌀뜨물에 넣고 삶으면 제거된다.

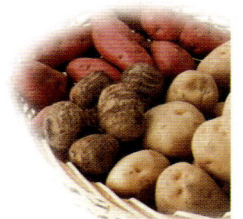

<서류영양성분표(농촌진흥청, 가식부 100g 기준)>

	에너지 (kcal)	수분 (g)	단백질 (g)	지질 (g)	탄수화물 (g)	섬유소 (g)	회분 (g)	무기질					비타민					폐기율 (%)
								칼슘 (mg)	인 (mg)	철 (mg)	나트륨 (mg)	칼륨 (mg)	A (RE)	B₁ (mg)	B₂ (mg)	나이아신 (mg)	C (mg)	
감자	66	81.4	2.8	0	14.6	0.2	1.1	4	63	0.6	3	485	0	0.11	0.06	1.0	36	6
고구마	128	66.3	1.4	0.2	31.2	0.9	0.9	24	54	0.5	15	429	19	0.06	0.05	0.7	25	7
돼지감자	35	81.2	1.9	0.2	15.1	-	1.6	13	55	0.2	2	630	0	0.07	0.05	1.7	12	30
토란	58	83.2	2.5	0.2	13.1	0.8	1.0	27	45	0.5	2	365	0	0.08	0.03	0.8	7	20
마	95	73.5	5.1	0.7	19.6	0.9	1.4	27	53	0.2	-	-	0	0.10	0.02	0.4	9	20

라. 채소류

채소류는 식물의 잎, 줄기, 뿌리, 꽃 부분을 이용한다. 종류는 근채류(무, 당근, 도라지, 생강, 연근, 더덕 등), 경채류(샐러리, 아스파라거스 등), 엽경채류(배추, 상추, 미나리, 부추, 양배추, 시금치, 아욱, 근대 등), 과채류(오이, 토마토, 가지, 피망, 고추 등), 화채류(컬리플라워, 브로콜리 등)가 있다. 수분 함량은 80~95%로 높고, 탄수화물, 단백질, 지방 함량은 적지만 비타민, 무기질, 섬유소가 풍부하다. 다양한 색을 나타내는 chlorophyll(녹색), carotenoid(황적색), flavonoid(황색), anthocyanin(적, 청, 자색)등의 생리활성물질을 함유하고 있다.

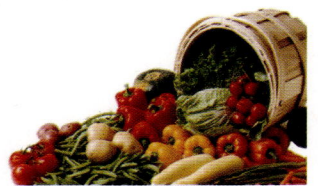

마. 과일류

과일류는 인과류(사과, 배 등), 핵과류(복숭아, 매실, 살구 등), 장과류(포도, 딸기 등)가 있고 수분을 80% 이상 함유하고 있으며, 탄수화물, 단백질, 지방 함량은 적으나 비타민, 무기질, 섬유소가 풍부하다. 다양한 색소의 생리활성물질을 함유하고 있다. 과일류의 단맛은 포도당, 과당, 설탕으로 잘 익을수록 전분이 분해되어 포도당과 과당이 생성되어 단맛이 증가하게 된다. 신맛은 구연산, 사과산, 주석산 등의 유기산 및 당과 산이 적절히 조화되어 과일 특유의 맛이 생성된다. 과일 속에 함유된 팩틴은 적당한 산과 당의 조건에서 응고하는 성질이 있어 과일류는 잼, 젤리 등으로 가공할 수 있다.

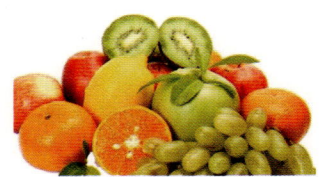

> **[파이토캐미컬(Phytochemical)]**
> 파이토캐미컬은 식물이 만들어내는 화학물질로 식물의 뿌리나 잎을 통해 만들어지며, 주로 채소, 과일 색소, 향 등의 성분으로 알려짐. 식물 자체에서는 각종 미생물, 해충 등으로부터 자신의 몸 보호는 역할을 하고 인체에서는 암 예방, 항산화 작용, 혈중 콜레스테롤 저하, 염증 감소, 노화 예방 효과 등이 있음

바. 버섯류

버섯류의 종류는 표고버섯, 느타리버섯, 송이버섯, 양송이버섯, 목이버섯, 석이버섯,

싸리버섯, 팽이버섯 등으로 식물성식품이나 엽록소가 없어 다른 식물에 기생해서만 살 수 있는 식물이다. 버섯류는 항암, 항산화, 항혈전 등 생리활성기능이 우수하고 수분을 90% 이상 함유하고 있다. 탄수화물 3~6%, 단백질 1.5~2%, 지질 0.2~0.4% 구성을 갖고 있으며 생버섯 100g은 약 30kcal 정도를 함유하여 저칼로리 식품으로 손꼽힌다. 비타민 B1과 B2가 풍부하고 비타민 D의 전구체(프로비타민 D)인 에르고스테롤과 다당류의 일종인 베타-글루칸(β-glucan)을 함유하고 있다. 특히 표고버섯에 함유되어 있는 베타-글루칸 중 렌티난(lentinan) 이라는 물질은 면역조절에 도움을 준다고 보고되고 있다.

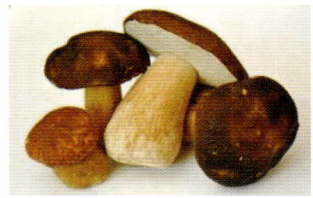

사. 견과류

견과류 종류는 호두, 잣 땅콩, 은행 등이 있다. 견과류는 대표적인 건뇌식품으로 호두는 불포화지방산을 다량 함유하고 있고, 뇌신경을 안정시키는 칼슘과 비타민 B군이 풍부하여 신경이 예민하거나 불면증이 있는 사람에게 권장되고 있다. 견과류는 뇌 발달에 필요한 비타민 A, 미네랄, 비타민 B도 풍부하여 두뇌활동을 활발하게 하고 천연호두에서 추출한 순도 100%의 호두유는 건뇌성분으로 알려진 폴리불포화지방산을 다량 함유하고 있다. 땅콩은 필수지방산과 비타민 B군, 비타민 E가 풍부하고 잣은 비타민 B군과 철분이 풍부하다. 은행은 단백질과 비타민 C, 필수지방산 등이 풍부하다.

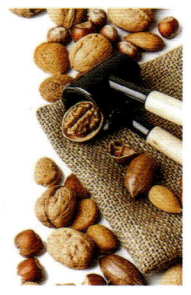

아. 수조육류

종류는 쇠고기, 돼지고기, 닭고기, 오리고기 등이 있다. 수조육류는 수분 70%, 단백질 20% 정도로 함유하고 있고, 필수아미노산을 종류별로 골고루 함유하고 있고, 철분 함량이 높다. 지방은 10% 정도로 포화지방산 비중이 높고, 콜레스테롤을 다량 함유하여 지방함량이 낮은 부위를 선택하는 것이 좋다. 부위에 따라 맛과 식감, 영양적 특성이 달라 다양한 육류 음식 제조가 가능하다. 콜라겐은 열에 의해 젤로 바뀌어 부드러워지며, 엘라스틴은 열에도 변하지 않는 질긴 특성을 유지한다. 돼지고기는 Vitamin B1를 0.4~0.6mg/100g 정도로 소고기(0.07mg/100g)의 약 10배 정도 많은 양을 함유하고 있다.. 비타민 B1 결핍증 각기병 예방 역

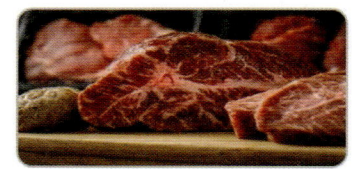

할을 한다. 표고버섯과 함께 섭취 시 콜레스테롤의 체내 흡수를 억제하고 누린내 제거 효과가 있다.

자. 우유 및 유제품류

우유는 8종의 무기질을 함유하고 있고, 단백질과 비타민, 칼슘이 풍부하다. 우유의 단백질 함량은 2.5~4% 정도이며, 단백질은 카제인 78%, 락토알부민 10% 정도, 유당 2~8%를 함유하고 있다. 칼슘과 인의 함량이 높아 성장하는 어린이들의 완전식품으로 불린다. 우유는 가열하면 효소가 파괴되므로 냉장된 상태로 그대로 먹이는 것이 우수한 영양소 섭취에 도움이 된다. 치즈는 뇌세포의 20~30%를 차지하는 물질인 레시틴을 함유하고 있다. 레시틴을 꾸준히 먹으면 건뇌에 도움이 된다. 영국 옥스퍼드대학 연구팀은 비타민 B12와 비타민 E를 꾸준히 먹으면 뇌의 노화를 방지한다고 발표하였다[66]. 비타민 B12는 육류와 우유, 절인 생선, 굴, 새우, 게 등에 많으며, 비타민 E는 식물 씨앗과 우유, 계란 노른자 등에 풍부하다.

한국 성인의 80% 이상이 감염되어 있는 헬리코박터 파일로리(Helicobacter pylori)는 위염을 발생시키는 균으로 잘 알려져 있으며, 우유에 들어있는 단백질 성분은 헬리코박터 파일로리균이 위로 침투하는 것을 억제하여 위염을 예방하는 데 도움을 준다.

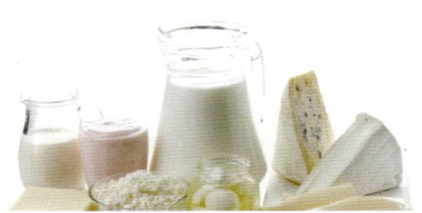

차. 난류

난류는 수분 76%, 단백질 11.8%, 지방 8.2%, 당질 2.8%를 함유하고 있고 필수아미노산이 풍부한 양질의 단백질을 함유하고 있다. 비타민과 콜린, 칼슘, 철, 인이 풍부하며, 항산화 작용을 하는 비타민 E 함량이 높다. 달걀은 껍데기, 난백, 난황이 11 : 58 : 31의 비율로 구성되어 있으며 난백은 수분 88.9%, 단백질 10.2%, 지방 0.1%, 무기질 0.82%, 철, 미량의 티아민, 니아신, 리보플라빈 등이 함유되어 있다. 난황은 수분 49.4%, 단백질 16.2%, 지방 32.6%, 무기질 1.8%, 철, 비타민A 2,320(IU), 티아민, 리보플라빈 등을 함유하고 있다. 모든 식품 중 뇌 학습에 필요한 콜린(Choline) 함유량이 가장 높고, 기억력 증진, 뇌 건강에 도움을 주

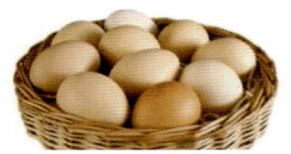

---

66) 올레 허널(Dr. Olle Hernell), 사이언스지.

는 레시틴(Lecitjin)을 가장 많이 함유한 식품으로 레시틴은 혈액에 존재하는 콜레스테롤을 분해해 에너지로 전환시켜 체내 지방함량을 줄이는 역할을 한다. 단일음식으로는 영양가가 가장 뛰어난 식품으로 팽창, 결착, 증점, 유화, 연화, 향미 및 빛깔 부여 등의 특성으로 다양하게 사용되고 있다.

카. 수산식품류

수산식품류는 크게 어패류와 해조류로 구분된다. **어패류**는 어류, 갑각류, 조개류 등으로 수분 70~80%, 단백질 15~20%, 지질 1~10%, 탄수화물 0.1~1%로 구성되어 있다. 등푸른생선은 DHA와 EPA를 함유하여 두뇌발달 및 혈전과 동맥경화 등 성인병 예방에 효과적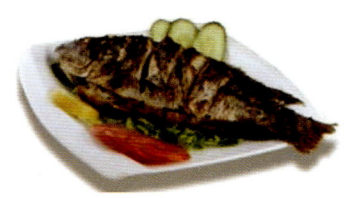
이다. 조개류는 단백질 함량이 어류에 비해 적은 편이나 필수아미노산인 히스티딘, 리신 등이 풍부하고, 타우린과 아연이 풍부하다, 맛 성분인 핵산이나 글루탐산을 함유하여 국물 맛을 내는 식재료로 많이 이용되고 있다. 굴은 칼슘(100mg 당 84mg), 면역기능과 세포분열에 필요한 아연뿐만 아니라 구리, 마그네슘, 요오드, 항산화효소 구성성분인 셀레늄 등의 무기질을 다량 함유하고 있다.

해조류는 녹조류(파래, 청각, 클로렐라 등), 갈조류(미역, 다시마, 톳 등), 홍조류(김, 우뭇가사리 등)로 분류된다. 비소화성 복합다당류로 식이섬유를 함유한 저칼로리 식품이며, 비타민, 무기질이 풍부하다. 요오드를 다량 함유하여 갑상선 호르몬 생성 및 두뇌 발달에 관여한다. 갈조류의 알긴산과 홍조류의 한천은 점성이 있는 복합다당류로 양갱, 잼, 젤리 등에 이용된다. 김은 비타민 A(당근의 약 3배, 시금치의 약 8배), 비타민 C, 비타민 B1, 비타민 B2, 섬유소, 단백질이 풍부한 식품이다.

Ⅱ. 식품의 선택과 품질관리

1. 식재료 선택의 의미

가. 식품선택의 중요성

　식생활의 중심이 되는 식품은 건강에 직접적인 영향을 주며, 올바른 식품의 선택과 보관은 건강한 식생활 유지를 위한 매우 중요한 활동이다. 환경오염과 식품의 대량생산 방식, 수입식품의 증가로 건강에 해로운 물질이 첨가되는 경향이며, 가공식품의 지속 개발·보급, 수입식품 범람 등으로 식품선택의 폭은 넓어졌으나 식품의 올바른 선택 및 구매는 더욱 어려운 실정이다. 농산물 생산량 증가를 위해 사용되는 화학비료와 농약, 유전자변형 작물, 가축 항생제뿐만 아니라 식품의 제조·가공·유통과정에서 발생할 수 있는 식품 변질과 오염 등으로 우수한 식품의 조건을 알고 선택해야 하는 필요성이 증가하고 있다. 식재료를 선택할 때에는 안전한 농산물의 이해, 가공식품의 식품표시정보, 안전한 수입식품 식별 방법, 친환경농산물 정보의 이해, 각종 식품품질인증마크 정보, 식품이력추적시스템의 이해 등이 필요하다.

나. 식품별 구매 요령

　자연식품은 시들거나 상하지 않은 신선한 것, 원산지 외에 식품 인증마크가 있는 제품을 선택하고 가공식품은 식품 포장지의 식품표시, 유통기한, 냉장·냉동 등 보존방법, 식품첨가물, 영양성분 등을 확인한다. 외식시에는 조리자 및 조리환경의 위생상태, 식품 보관상태 확인이 필요하고 상온에서 쉽게 상하지 않는

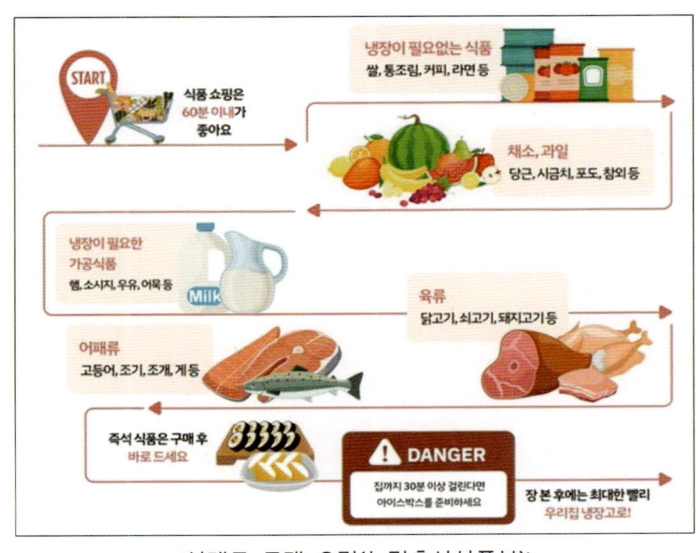

<식재료 구매 요령(농림축산식품부)>

가공식품, 과채류 먼저 구매 후 우유, 육류, 생선류 등 냉장·냉동 식품을 구입한다. 바로 먹을 수 있는 조리식품은 가장 마지막에 구매하며 모든 식재료는 한 시간 이내에 구매하여 적절한 장소에 보관하는 것이 좋다.

2. 식재료 선택 기준[67]

가. 자연식품 선택 요령

1) 채소 선택 요령

감자는 모양이 둥글고 단단하며 껍질이 얇은 것, **양파**는 껍질이 투명하고 윤이 나는 것, 양파 모양이 일정한 것, **오이**는 모양이 곧고 굵으며, 윤이 나는 것, 겉에 오돌도돌한 돌기가 있는 것이 좋다. **깻잎**은 줄기에 솜털 같은 잔가시가 까슬까슬 붙어 있는 것, **호박**은 모양이 고르고, 윤기가 나고 상처가 없는 것, 꼭지가 마르지 않은 것, **시금치**는 뿌리가 빨갛고 잎에 윤기가 나는 것, 잎이 넓고 밑에서부터 나 있는 것이 좋고, **당근**은 빛깔이 선명하고 껍질이 매끈한 것, 잔뿌리가 없고 윗부분에 검은 테가 없는 것이 좋다. **양배추**는 겉잎이 싱싱하고 녹색을 띠며 들었을 때 묵직한 것, 반으로 갈랐을 때 속이 꽉 차고 크림색이 나는 것, **배추**는 크기에 비해 무겁고 잎끝이 여며져 있는 것, 겉잎이 녹색이고 두껍지 않은 것, **무**는 겉이 희고 매끄러우며 단단하고 묵직한 것, **풋고추**는 모양과 색이 고르고 꼭지가 마르지 않은 것을 선택한다.

2) 과일 선택 요령

사과는 꼭지가 싱싱한 것, 껍질이 끈끈한 것은 오래된 것이며, 가볍게 두들겼을 때 탱탱한 소리가 나는 것을 선택한다. **배**는 선명한 황갈색으로 푸른 빛이 없는 것, 점무늬가 큰 것, 껍질이 두껍지 않은 것이 수분이 많고 당도가 높다. **포도**는 줄기가 파랗고 알맹이가 꽉 찬 것, 맨 아래쪽이 달면 전체가 단맛을 띤다. **딸기**는 울퉁불퉁하고 씨가 심하게 튀어나온 것은 피하고 모양이 예쁘고 윤이 나는 것, 꼭지까지 붉은 것이 맛이 좋다. **수박**은 껍질이 얇고 탄력이 있으며 꼭지가 싱싱한 것, 줄무늬가 뚜렷하고 색이 짙은 것, 두들겼을 때 맑고 소리가 나는 것이 잘 익은 것이다. **귤**은 껍질이 얇고 꼭지가 작은 것, 모양이 납작한 것을 선택하고, 껍질이 과육에서 떨어져 있는 것은 피한다. **참외**는 맑은 노란색을 띠는 것이 최상품이며, 선이 분명하고 반듯하며, 골이 깊게 파인 것이 당도 높다. **방울토마토**는 선홍빛 윤기가 있는 것, 탄력이 있고 단단해

---

[67] 농림축산식품부·(사)식생활교육국민네트워크(2022), 식생활지도사, 6. 식품의 선택과 조리.

보이는 것, 크기가 고른 것, **키위**는 달걀 모양으로 가볍게 쥐었을 때 약간 무른 느낌이 드는 것을 선택하고, **바나나**는 껍질이 거뭇거뭇해지려고 할 때 당도가 가장 높다.

3) 육류 선택 요령

쇠고기는 유백색 지방이 살코기 사이에 고르게 퍼져 있는 것, 선홍색으로 결이 곱고 윤기가 있는 것, 불고기, 구이, 스테이크용은 지방이 고르게 섞여 있는 등심, 결이 곱고 연한 안심을 선택하고 조림, 찜, 스튜용은 지방이 적고 맛이 진한 우둔살, 국물 요리는 양지머리, 사태를 선택한다. 육회의 지방이 적고 결이 고운 홍두깨살을 선택한다. 소고기 등급판정은 육질등급을 1++, 1+, 1, 2, 3등급으로 구분하고 육량등급은 소 한 마리에서 얻을 수 있는 고기양으로 유통거래 지표로 A, B, C로 구분한다. 국내산 쇠고기는 등급 판정 후 유통된다.

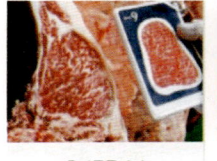
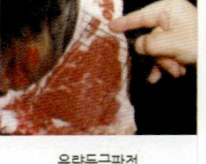
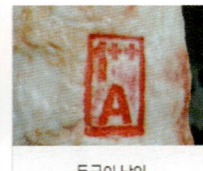
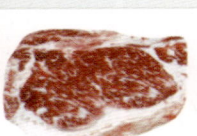

<쇠고기 등급 표시>

돼지고기는 연분홍색으로 윤기와 탄력이 있고 결이 매끈한 것, 껍질의 지방이 희고 두꺼우며 끈적이는 것을 선택한다. 등심, 안심은 구이 및 커틀렛

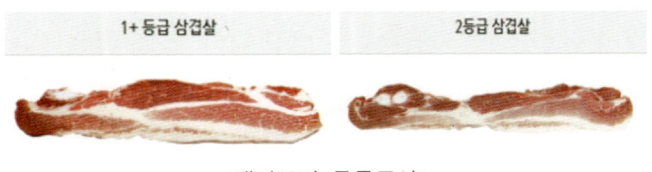

<돼지고기 등급표시>

용으로 사용되고, 갈비는 구이, 찜, 삼겹살은 구이, 볶음, 조림 등에 다양하게 활용하고, 국거리는 어깨살을 주로 사용한다. 볼기살은 지방이 거의 없고 부드러워 구이, 조림, 찜용으로 적당하다. 돼지고기는 품질정도, 도체중, 등지방두께 및 외관 등을 종합적으로 고려하여 등급판정을 하며, 1+, 1, 2등급으로 구분된다. 국내산 돼지고기도 등급 판정 후 유통된다.

닭고기는 색이 선명하고 투명하며, 털구멍이 솟아 있는 것을 선택한다. 가슴살은 지방이 적고 맛이 담백하며 육질

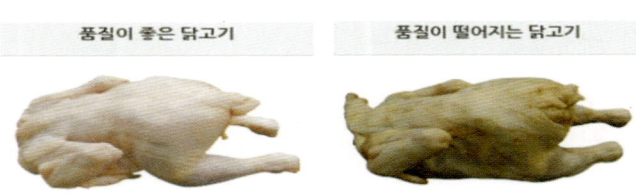

이 부드러워 튀김, 무침, 샐러드 등에 활용하고, 다리살은 육질이 단단하며 단백질과 지방이 많고 씹는 맛이 좋아 구이, 튀김, 조림, 찜 등에 사용한다. 닭고기 품질은 1+, 1, 2등급으로 구분하고 통닭 품질은 1+, 1, 2등급, 부분육 품질은 1, 2등급으로 구분한다. 닭고기 등급기준이 학교 식자재 납품 기준으로 선정되면서 품질과 등급판정 물량이 대폭 증가하고 있다.

계란 등급판정은 세척한 계란의 외관검사, 투관 및 할란검사로 1+, 1, 2등급으로 구분한다. 계란 등급기준이 학교 식재재 납품 기준으로 선정되면서 품질과 등급 판정 물량이 대폭 증가하고 있다.

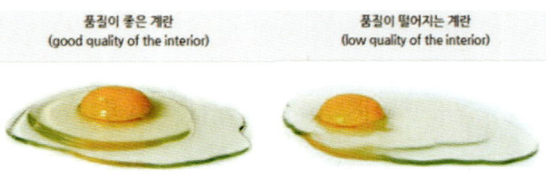

4) 수산물 선택 요령

고등어는 아가미가 붉고 미끈미끈한 것, 배를 만져보아 탄력이 있고 들었을 때 몸이 빳빳한 것을 선택하고, 꽁치는 등은 흑청색, 배는 은백색이 선명할수록 신선한 것이며, 작고 통통하며 주둥이 부분이 노란 것을 선택한다. 갈치는 살이 단단하고 은백색 비늘이 벗겨지지 않은 것, 조기는 눈이 튀어나와 있고 배 부분이 노란 것으로 봄철, 산란 직전의 암컷을 선택한다. 오징어는 두툼하고 등이 흑갈색이며 껍질에 홈이 없는 것, 새우는 껍데기가 투명하고, 두꺼우며 윤기 나는 것, 수염과 머리가 단단하게 붙어 있는 것을 선택하고, 게는 묵직하고 다리가 모두 붙어 있는 것, 껍데기가 딱딱한 것이 살이 많다. 굴은 살이 단단하고 맑은 우유빛을 띠는 것을 선택하고 조개는 입을 꼭 다물고 있는 것을 선택하며, 비린내가 심하면 오래된 것이다.

나. 가공식품 선택 요령

1) 가공식품 외관 확인

유통기한이 지나지 않아도 변질이 가능하므로 외관 상태를 먼저 확인한다. 진공포장 상태, 외관의 손상 상태, 보관방법에 따라 진열된 상태 등을 확인한다.

2) 식품표시기준 확인

식품 등의 표시는 식품 포장 겉면에 표시된 내용으로 제품에 대한 정보를 얻을 수 있다. **식품표시**는 제품명, 식품의 유형, 업소명및 소재지, 원재료명(성분명) 및 함량, 내용량(중량, 용량 등), 제조연월일, 소비기한 또는 품질유지기한, 원산지 등 제품의 기본적인 사항 정보를 표시한다. 보관 및 취급방법, 소비자 안전을 위한 주의사항, 영양표시(열량, 탄수화물, 당류, 지방, 나트륨 등) 등 소비자를 위한 안전, 영양 및 건강 관련 정보를 제공하고 제품에 함유된 영양성분의 함량을 표시하는 영양성분표를 이용하여 건강에 좋은 식품 선택한다.

영양성분표시는 식품에 들어있는 영양소 함량을 포장에 표시한 것으로 영양성분 함량은 1포장당, 단위 내용량당, 1회 섭취 참고량당 함유된 값으로 표시한다. 표시대상 영양소는 열량, 나트륨, 탄수화물, 당류, 지방, 트랜스지방, 포화지방, 콜레스테롤, 단백질이며,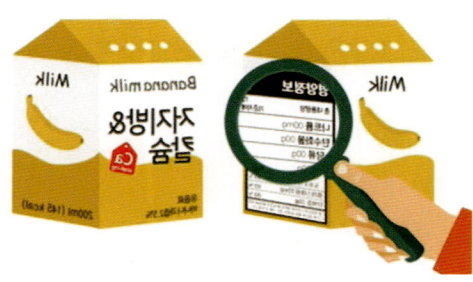
영양성분 함량과 1일 영양성분 기준치에 대한 비율을 활용하여 식품선택 및 비교가 가능하다. 영양성분표시 대상 식품은 장기보조식품(레토르트식품), 과자 및 캔디류, 빵류및 만두류, 초콜릿류, 쨈류, 식용유지류, 면류, 음료류, 특수용도식품, 영양성분 또는 영양강조표시를 하고자 하는 식품이다.

3. 식품구매 절차[68]

가. 구매 필요성 파악

식단 작성 등 식생활 계획 과정에서 식품 선택과 구입에 대한 필요성을 인식하고 가정 내 냉장고 및 냉동고 포함 식품 재고 파악으로 식재료의 구입 필요성을 검토한다.

나. 구매 식품 결정

품목은 메뉴 특성, 예산, 식품에 대한 가치관, 기호도 등에 의해 결정하고 품질은 식품 등급 및 부위별 용도, 경제적 여건 등 고려하여 결정한다. 윤리적 소비 중시, 육식 또는 채식 선호 등이 포함된다. 수량 및 분량은 메뉴별 필요 식재료를 정리한 후 1인 분량, 예상 식수, 폐기율을 고려 결정한다.

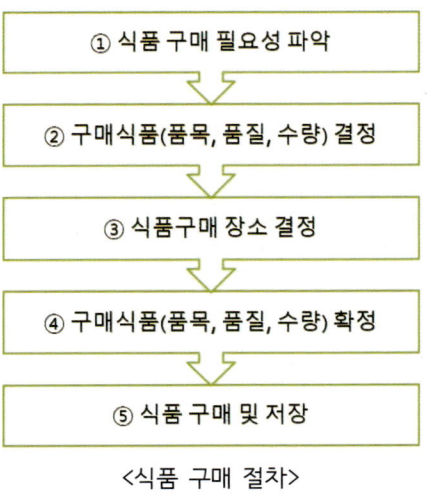

<식품 구매 절차>

---

68) 농림축산식품부, 식생활교육국민네트워크(2022), 식생활지도사 교재, 6, 식품의 선택과 조리.

다. 구매 장소 결정

구매하고자 하는 식재료 구매 장소로 오프라인매장, 온라인매장, 전문판매점 등을 검토한다. 온라인매장은 식품구매 관련 인터넷 사이트, 소셜 커머스 등으로 구입시간대 제약이 없고, 배달 서비스가 가능하고 오프라인매장은 로컬푸드매장, 슈퍼마켓, 대형할인마트, 편의점 등으로 주차장, 매장의 식품 구비 정도 등을 검토하여 결정한다. 전문판매점은 제과점, 정육점, 생선가게, 과일가게, 채소가게, 수입식품점 등이 해당된다.

라. 구매 식품 확정

식품 구매 장소 결정 후 매장 특성을 반영하여 품절 시 대체 상품 조정, 판매가격 고려 수량이나 등급 변경 등 구매 품목, 품질을 조정한다. 구매 품목, 품질, 수량을 결정한 후 식재료의 판매 단위별로 조정하여 수량을 확정한다.

마. 식품 구매 및 저장

식재료 구매 후 신속히 적절한 장소에 보관해야 한다. 식재료별 향 흡수 및 발산 특성을 고려하여 품질을 유지할 수 있는 장소에 보관한다. 향 발산 식품은 복숭아, 감자, 양배추, 양파 등이 있고, 향 흡수 식품은 달걀, 버터, 탈지유, 밀가루, 쌀 등이 있으며, 향 발산 및 흡수 식품은 사과, 치즈 등이 있다.

4. 식품별 보관 방법[69]

장보기 후 바로 손질 및 1회 분량으로 구분하여 내용물 확인이 가능한 투명용기에 보관한다. 자투리 식재료는 따로 모아 투명용기에 보관하고, 자주 먹는 반찬은 용기에 담아 한꺼번에 보관한다. 생선류는 한 끼 분량씩 나누어 구입일자를 표기한 후 보관하고 내장을 제거한 후 물기를 없애고 소금을 뿌린 다음 배 부위에 키친타올을 끼워 보관한다. 과일은 개별 포장하여 보관하고 신선도가 떨어진 과일은 잘게 썰어 소량으로 나누어 냉동 보관한 후 주스나 아이스크림으로 활용한다. 곡류는 공기와 접촉하지 않도록 밀폐용기에 넣어 10~15℃ 이하 냉장 보관한다. 채소류는 세워서 보관하는 것이 선도를 오래 유지할 수 있다. 페트병 윗부분을 자른 후 신문지로 감아 보관하며, 양념용 채소는 냉동보관한다. 해조류는 밀봉하여 냉동 보관하고, 스트로폼박스

---

[69] 농림축산식품부, 식생활교육국민네트워크(2022), 식생활지도사 교재, 6, 식품의 선택과 조리

는 텃밭으로 만들어 대파, 쪽파 보관을 위해 사용한다. 육수용멸치와 새우, 다시마는 갈아서 보관한다.

청결 유지	• 식품 다루기 전과 조리 중간 손 자주 씻기 • 화장실 다녀온 후 반드시 손 씻기 • 조리에 사용하는 모든 기구 및 표면 깨끗이 세척 • 조리장소와 식품 곤충, 해충 등으로 보호
익히지 않은 음식 익힌 음식 분리	• 가열되지 않은 육류, 가금류 및 해산물 다른 식품과 분리 • 가열되지 않은 식품과 가열된 식품 간의 접촉을 피하고 식품은 별도의 용기에 담아 보관 • 가열되지 않은 식품에 칼이나 도마 등 조리기구를 가열된 식품과 따로 사용
완전히 익히기	• 식품 특히 육류, 가금류, 계란, 해산물 완전히 익힘 • 조리되었던 식품은 완전히 재가결
안전한 온도에서 보관	• 냉동식품 실온에서 해동하지 않기 • 조리된 식품 실온에서 2시간 이상 방치하지 않기 • 냉장고에 식품 장기간 보관하지 않기
안전한 물과 원재료 사용	• 안전성 확보된 물 사용 • 살균우유와 같이 안전하게 가공된 식품 선택 • 신선하고 질 좋은 식품 선택

<안전한 식품 섭취 5가지 방법(WHO)>

Ⅲ. 식재료의 조리

1. 조리의 개념 및 목적

가. 조리의 의미와 구성

조리 또는 요리는 식재료로 음식을 만드는 과정으로, **조리**는 각종 재료를 잘 맞추어 음식을 만드는 요리 과정을 말하며, **요리**는 음식을 만드는 행동이나 음식 자체를 가리킬 때 사용하는 용어로 구분된다. 어떤 음식을 만들 것인가를 고려하여 알맞은 재료를 선택하고, 적합한 조리 조작을 거쳐 알맞은 그릇에 멋지게 담아 상차림하고 맛있게 먹는 것이 조리의 완성이라고 할 수 있다. 조리는 요리명, 재료, 분량, 온도와 시간 등을 포함하여 만드는 방법 등이 기록된 **레시피(Recipe)**, 조리에 사용되는 용구, 주방기구 등과 계량 도구, 기본 썰기용도구, 가열 도구, 보관 도구 등의 **조리도구**, 조리방법 또는 기술로 끓이기, 데치기, 찌기, 튀기기 등의 **조리법**으로 구성된다.

나. 조리의 목적

조리의 목적은 첫째, 기호성(맛) 향상으로 조리법에 따라 같은 식재료로 다양한 맛을 낼 수 있다. 둘째, 소화성 향상으로 조리과정 중 절단, 침수, 조미, 가열, 연화 등의 작업으로 식품의 소화성을 증진시킨다. 셋째, 안전성 향상으로 세척, 침수, 가열 등으로 아린 맛, 독한 맛 등 불쾌 성분과 병원균, 기생충, 농약을 제거할 수 있다. 넷째, 외관·풍미를 증진시킨다. 향신료와 부재료 사용으로 맛, 냄새, 온도, 질감, 음식의 데코레이션 등으로 변화함으로 인해 더 좋은 맛을 느낄 수 있다. 다섯째, 영양가 향상으로 식품 자체의 영양소 흡수율을 향상시키고, 부재료 첨가로 영양가가 향상된다.

조리에 임하기 위한 기본 요건으로 각 식품마다 갖는 물리화학적 특성을 잘 이해하고 조리에 적용하려는 자세가 필요하고, 계획적으로 정확한 계량과 적절한 조리 온도, 시간 계측이 필요하며, 알맞은 조리 기기 및 기구 선택 및 활용과 다루는 방법에 대한 숙지, 다양한 조리 원리와 조리 조작 기술을 인지하고 습득하여야 하며, 조리 시간과 작업 능률, 열전달의 효율성, 위생적 안전성을 고려하고, 건강과 생명 유지, 심리적 충족감, 사회성 향상에 필요한 기본 생활기술이라는 점에서 조리에 대한 긍정적 태도와 마음가짐이 필요하다.

2. 조리의 기초

가. 조리 조작 과정

조리의 기본조리 조작은 전처리(계량, 씻기, 다듬기, 썰기), 갈기(분쇄, 마쇄), 치대기, 섞기(혼합), 무치기, 담기, 냉장과 냉동, 해동 등이 해당된다. 비가열조리는 열을 사용하지 않는 조리방법으로 식품 고유의 색과 맛, 향, 질감을 살려 신선한

〈조리법 종류 및 대표음식〉

조리방법			대표음식
비가열조리법	생조리		쌈, 냉채, 생채, 어패류회, 샐러드, 육회
가열조리법	습열조리	삶기	수육, 편육, 국수삶기
		데치기	채소데치기, 오징어숙회
		끓이기	곰국, 찌개, 전골
		조리기	장조림, 생선조림, 콩자반
		찌기	달걀찜, 고구마찌기
	건열조리	굽기	너비아니구이, 생선구이
		지지기	전, 빈대떡, 적
		볶기	감자볶음, 김치볶음
		튀기기	새우튀김, 탕수육

상태로 조리하며, 영양성분 손실이 적고 조리방법이 간단하다. 쌈, 생채, 냉채, 샐러드, 겉절이, 냉국, 어패류 회, 육회 등이 해당된다.

가열조리는 열을 사용하는 조리방법으로 소화율 향상과 안전성 증가, 질감 연화, 풍미 증가의 기능을 한다. 지나친 가열은 향미, 질감, 영양성분의 손실이 가능하며 가열조리의 종류는 크게 습열조리(삶기, 데치기, 끓이기, 조리기, 찌기)와 건열조리(굽기, 지지기, 부치기, 볶기, 튀기기)로 나뉜다.

나. 전처리 주요 과정 특성

- **계량하기**: 식재료를 계량할 때 무게는 저울을 사용하고, 부피는 계량컵이나 계량스푼을 사용한다.
- **다듬기**: 비식용 부위나 상한 부위의 제거, 껍질 벗기기, 비늘 긁기, 내장 제거하기 등 조리 전 식재료의 손질 과정으로 식품 전체 무게 중 비가식 부위에 해당하여 버리는 비율을 폐기율이라고 한다.
    *폐기율 = (폐기되는 식품무게(g)/식품전체무게(g)) × 100
- **씻기**: 식재료의 이물 제거와 위생적이고 안전한 상태로 개선, 좋은 색과 맛을 유지하기 위한 과정이다.
- **썰기**: 필요하지 않은 부분을 잘라내거나 적당한 크기로 썰어 먹기 좋게 만드는 과정이다.
- **불리기**: 미역, 곡류 등 건조한 식품을 물에 담가 물을 흡수시키는 과정으로 갈변 방지를 위해 껍질을 벗긴 후 물이나 소금물 등에 담가 공기와 접촉을 방지하는 과정과 삼투압에 의해 맛 성분이 식품 전체에 고루 스며들게 하여 맛을 증진시키는 과정, 도라지나 우엉 등의 떫은 맛이나 쓴 맛, 아린 맛 성분을 제거하는 과정을 포함한다. 담그기와 혼용하여 사용되기도 한다.
- **담그기**: 식품을 물이나 조미액에 담그는 과정이다. 단단한 식품의 연화, 조미료 침투, 불미 성분 제거, 조리시간 단축, 식품 변색 방지가 목적이다.
- **갈기(분쇄, 마쇄)**: 블렌더(blender)나 그라인더(grinder)를 사용하여 고체 형태의 식품을 작은 입자로 만드는 과정이다. **분쇄**는 쌀가루, 미숫가루, 고춧가루 등의 가루 형태로 만드는 것이며, **마쇄**는 갈기, 으깨기, 다지기 등을 통해 작은 입자로 만드는 것이다. 식품 재료 조직이 균일해지고 표면적이 넓어져 소화율이 향상되고, 조리시간 단축 등의 효과가 있다. 산화효소의 활성화로 인해 갈변이 촉진된다.

- **섞기(혼합)** : 섞기는 재료를 혼합하는 과정으로 믹싱 또는 블렌딩이라고 한다. **믹싱**은 재료를 혼합하는 것이고, **블렌딩**은 기구를 사용하여 재료가 하나의 물질이 되도록 섞어주는 것을 의미하지만 흔히 혼용하여 사용되기도 한다.
- **냉장과 냉동** : 냉장과 냉동은 미생물 번식 억제와 식품 중의 효소작용 및 산화작용 방지로 품질 저하를 막는 과정이다. **냉장**은 미생물 번식 억제와 원하는 맛의 질감, 성형 등을 목적으로 음식의 온도를 낮추는 과정이고, **냉동**은 어는점 이하로 동결시키는 과정이다. 미생물 번식과 효소작용 억제로 장기저장이 가능하다. 식품조직 파괴를 줄이기 위해서는 -40℃ 이하에서 급속 동결하는 것이 좋다. 오랫동안 냉동저장 시 미생물 번식과 전분 노화는 억제되지만 단백질 변성과 유지 산패 등으로 품질 변화가 발생하기 쉽다.
- **해동** : 해동은 냉동한 식품을 조리하기 쉬운 상태로 만드는 과정이다. 해동 온도와 시간은 식품의 조직감, 색, 외관, 미생물 총균수 등에 영향을 끼칠 수 있다. 냉동식품을 해동할 때는 식품 내 수분과 함께 맛 성분이 용출될 수 있으므로, 냉장고 내에서 해동(**냉장해동**)하거나 흐르는 물에서 천천히 해동(**완만해동**)이 바람직하다.

다. 계량하기[70]

계량 단위(measuring unit)는 식품 중량 측정과 식품 부피 측정에 따라 달라진다. 식품 **중량(weight) 측정 단위**는 g, kg 등이며, 1kg, 2kg 정도의 저울을 사용한다. 식품 **부피(volume) 측정 단위**는 ml, L, quart(쿼트) ounce(온스) 등으로 계량스푼(1/4컵보다 적은 양일 때 주로 사용)과 계량컵을 사용한다.

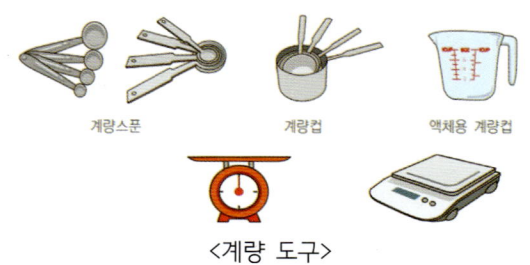

<계량 도구>

간장, 식초, 맛술 등의 **액체류 계량**은 계량컵을 편평한 곳에 올린 후 가장자리가 넘치지 않도록 수평을 맞춰 담은 후 계량한다. 설탕, 소금 등 **입자가 큰 가루 계량**은 계량 도구에 가득 담은 후 젓가락으로 윗부분을 편평하게 깎아 계량하고 밀가루 등의 **입자가 작은 가루** 계량은 재료를 체에 내린 후 가볍게 담아 젓가락으로 윗부분 편평하게 깎아 계량한다.

된장, 고추장 등의 **고체류 계량**은 재료를 바닥에 쳐 가며 가득 담은 후 윗부분 편

---

[70] 강경심 외(2018), 조리원리, 창지사.

평하게 깎아 계량하고, 콩, 견과류 등의 **알갱이류 계량**은 재료를 꾹꾹 눌러 가득 담은 후 윗부분을 깎아 계량한다.

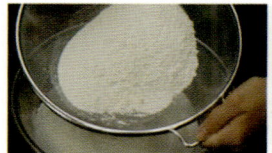
가루 체치기

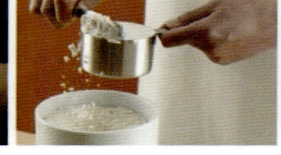
윗면 깎기

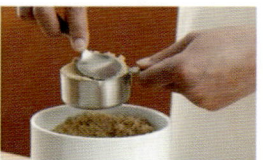
단단하게 눌러 채워담기

<가루재료 계량방법>

라. 식재료 썰기[71]

- 다지기: 채 썬 재료를 가지런히 모아 직각으로 잘게 써는 방법이다. 파, 마늘 양념 썰기에 사용한다.
- 채썰기: 재료를 저민 후 포개어 놓고 얇고 가늘게 써는 방법이다. 무생채, 잡채용 썰기가 해당된다.
- 어슷썰기: 재료를 적당한 두께로 어슷하게 써는 방법이다. 고추, 파 등의 썰기에 사용한다.
- 깍둑썰기: 가로와 세로 두께 크기가 같도록 정육면체로 써는 방법이다. 깍두기용 무 썰기에 사용한다.
- 나박썰기: 직각모양이 되도록 잘라내고 정사각형으로 써는 방법이다. 나박김치용 무썰기에 사용한다.
- 통썰기: 둥근 재료를 평행으로 놓고 통째로 써는 방법이다. 오이생채와 호박전 썰기에 사용하는 방법이다.
- 마름모썰기: 일정한 간격 넓이로 썬 다음 어슷하게 써는 방법이다. 고명용 달걀 지단을 썰 때 사용하는 방법이다.
- 막대썰기: 재료의 길이를 5~6cm로 자른 후 일정한 굵기의 막대모양으로 써는 방법이다. 화양적 재료, 떡산적 재료를 썰 때 사용하는 방법이다.

마. 습열조리방법

습열조리방법은 삶기, 데치기, 끓이기, 조리기, 찌기가 있고, 소화율을 높이고 식품의 안전성 증가, 질감 연화, 풍미 증가의 효과가 있으나 지나친 가열 시 향미, 질감, 영양성분이 손실될 수 있다.

---

[71] 강경심 외(2018). 한국음식의 맛과 멋. 창지사.

구분	조리방법	식품 종류
삶기 (boiling)	끓는 물 속에 재료를 넣고 익을 때까지 가열하는 방법 조직 연화, 단백질 응고, 감칠맛 성분 증가, 지방 및 맛 성분 제거	수육, 편육, 삶은 국수, 단단한 채소
데치기 (blanching)	끓는 물에 재료를 넣어 순간적으로 익혀내는 방법 효소의 불활성화로 변색 억제, 특유의 냄새, 불순물 제거	채소 데치기 오징어숙회
끓이기 (boiling)	물 속에서 가열하는 조리법 식품이 함유한 맛 성분 우려 국물까지 이용	곰국, 찌개, 전골, 육수
조리기 (stewing)	재료에 양념을 넣은 후 센 불로 가열하여 끓기 시작하면 낮은 온도에서 서서히 조리하는 방법, 생선, 육류, 콩 조릴 때 이용	장조림, 생선조림, 콩자반
찌기 (steaming)	수증기를 이용하는 조리방법 맛과 모양 유지 용이, 식품의 수용성 영양성분 손실 적음	달걀찜, 고구마찌기 옥수수찌기

바. 건열조리방법

건열조리방법은 굽기, 지지기, 볶기, 튀기기, 초단파조리가 있으며, 식재료를 증기나 불, 달군 팬의 표면에 올려 직접 열을 가하는 방법으로 물을 사용하지 않고, 직접 또는 간접 열을 이용하여 조리하는 방법이다.

구분	조리방법	식품 종류
굽기 (broiling, grilling, baking, roasting)	기름이나 물을 사용하지 않고 높은 열로 단시간에 조리하는 방법. 수용성영양소 손실 적고, 식품 고유의 맛 살릴 수 있으며, 당질의 캐러멜화, 지방의 분해 등으로 풍미 증진	너비아니구이, 생선구이, 바비큐
지지기 (pan frying)	부치기, 넓고 얇은 팬에 기름을 사용하여 재료를 익혀내는 방법 재료에 밀가루나 빵가루를 입혀 식품 속의 수분 유출 방지	전, 빈대떡
볶기 (sauteing)	냄비나 팬에 소량의 기름을 사용하여 식재료를 빠르게 익히는 방법 볶는 과정에서 식품 수분이 빠져나오고 기름이 흡수되어 풍미 증진	야채볶음
튀기기 (deep fat frying)	기름을 열 전달매체로 이용하여 고온의 기름에 익히는 방법 단시간에 조리할 수 있고 영양소 파괴 적음	새우튀김, 탕수육
초단파조리	초단파전자오븐을 이용 고열로 짧은 시간에 조리할 때 사용하는 방법 920~2,450MHz/s 주파수 이용. 식품 내부 물분자 진동으로 발생한 마찰열에너지로 식품 내부에서부터 가열되는 것이 특징. 내외부가 같은 열로 투시되면서 조리되기 때문에 열 이동이 없고 열효율이 높아 빠른 시간에 조리 가능. 적외선보다 파장이 짧은 극초단파로 공기, 유리, 도자기, 종이, 플라스틱 등은 투과하나 금속은 반사하는 성질이 있음	

사. 조리위생 및 안전 관리

위생관리를 위해서는 조리작업의 수행에 있어서 작업장, 작업자의 위생을 유지하고 관리하며, 개인위생 및 작업장 위생에 대한 법률적 기준은 식품위생법 및 동법 시행령, 시행규칙에 관련한 제반기준에 의한다. **개인 위생관리**는 위생관리기준에 따라 조리복, 조리모, 앞치마, 조리안전화를 항상 청결하게 유지해야 하며 두발, 손톱, 손 등 신체 청결을 유지하고 작업수행 시 위생관리를 준수한다. 손에 상처가 났을 경우 치료 후 위생장갑을 착용하고 조리하고, 조리·배식 전, 화장실 다녀온 후, 귀가 후에는 반드시 손을 깨끗이 씻는다. 겨울철 증식하는 노로바이러스는 입자가 작고 표면 부착력이 강하므로 30초 이상 비누나 세정제를 이용하여 손가락, 손등까지 깨끗이 씻고 흐르는 물로 헹군다. 조리과정 중 머리나 코 등 신체부위를 만지지 않으며, 조리과정 중 음식물이나 도구를 향해 기침이나 재채기를 하지 않는다.

주방 위생관리는 시설·설비 청결상태 관리, 방충·방서 시설 구비 및 관리, 유해물질을 관리하는 업무와 조리도구의 사용 전 후 세척과 소독하여 관리를 포함한다. 주방 내 교차오염 방지를 위해 조리생산 단계별 작업공간을 구분하여 사용하고, 먹거리가 조리되어 섭취되는 전 과정의 주방 위생상태를 점검하고 관리한다. **먹거리 위생관리**는 먹거리 유통기한, 품질 기준을 확인하여 안전한 먹거리를 선택하고, 채소 및 과일의 농약 사용 여부와 유해성을 인식하고 세척하며, 식품별 냉장·냉동 보관방법을 준수한다. 해동된 식재료는 바로 사용하고 다시 냉동해서는 안되고 가열한 음식은 즉시 냉각하여 냉장 또는 냉동 보관한다. 익힌 음식과 날 음식을 별도의 냉장고에 보관하여 교차오염을 방지하고, 만약 냉장고 1대로 사용한다면 조리된 음식은 냉장고 윗칸에 보관한다.

3. 조리원리

가. 곡류 조리원리

- 호화(gelatinization) : 전분에 물과 열이 가해졌을 때 팽윤과 전분입자 붕괴로 부드럽고 소화되기 쉬운 상태로 변화하는 현상이다. 전분 종류, 수분과 온도에 영향을 받고 설탕과 염류, 산·알칼리는 호화를 촉진시킨다.
- 노화(retrogradation) : 호화된 전분을 실온에 오래 방치 또는 냉각 시 분자의 결정 영역이 재배열되면서 나타나는 현상이다. 수분 함량, 온도, pH, 전분 분자 종류, 가열 시간, 첨가물의 영향을 받는다.
- 호정화(dextrinization) : 전분에 물을 가하지 않고 160~180℃ 이상 가열 시 갈변하면서 물에 잘 녹고 점성이 작아져 소화가 잘 되는 상태로 변화하는 현상이다. 미숫가루, 비스킷, 팽화 곡류, 토스트, 기름에 튀긴 밀가루 음식 등이 해당된다.
- 전분의 가수분해(당화, saccharification) : 전분에 묽은 산을 가하거나 효소(또는 엿기름)를 첨가한 후 최적온도를 유지할 때 전분입자가 가수분해 되어 포도당, 맥아당, 올리고당 등이 되면서 단맛이 증가하는 현상이다. 식혜, 조청, 엿 등이 해당된다.

나. 밀가루 조리원리

- 글루텐(gluten) 형성 : 밀가루의 글리아딘(gliadin)과 글루테닌(glutenin)이 결합하여 3차원 망상구조의 점탄성을 지닌 글루텐을 형성한다. 빵 조직의 부피 형성, 제과제빵류, 국수류, 소스류에 이용한다.
- 글루텐형성 영향 물질 : 밀가루 종류(강력분, 중력분, 박력분), 밀가루 입도(입자 크기가 작을수록 글루텐형성 용이), 물 첨가(소량씩 첨가하는 것이 글루텐형성에 용이), 반죽 치대는 정도(치대기를 계속하면 글루텐이 촘촘한 망상구조 형성), 온도(30℃ 전후 물 이용), 소금은 글루텐형성을 돕고, 설탕과 유지는 단백질을 연화시킨다. 달걀은 단백질형성으로 모양을 유지하게 한다. 국수, 루(Roux), 튀김옷, 빵류에 이용된다.

다. 서류 조리원리

- 감자의 갈변 : 티로신이 티로시나아제 또는 폴리페놀산화효소에 의해 공기 중 산화되어 멜라닌 색소를 형성하는 것이다. 감자를 물에 담그면 갈변이 억제된다.
- 감자의 조리 : 전분 함량과 세포 간 펙틴 양, 가열에 의한 성분 변화 등을 조리에 이용한다. 메쉬드 포테이토(으깬 감자)가 해당된다.
- 고구마 조리 : 조리 중 맥아당을 생성하며 감자에 비해 단맛이 강하다. 식이섬유를 다량 함유하고 있다.
- 토란 조리 : 당단백질인 점질 물질을 함유하고 있다. 갈락탄이라는 점질 물질의 특성으로 미끈미끈한 질감이 있으며, 소금으로 문질러 표면의 점질 물질을 제거하면 눌어 붙는 것을 방지할 수 있다.

라. 두류 조리원리

- 두류 조리 이용 : 두류는 흡습성이 있어 소금물에 담가 불려 사용한다, 용해성과 응고성을 이용하여 두부를 제조한다. 발효한 간장, 된장, 청국장, 고추장 등이 해당된다. 비발효식품으로 두유, 두부가 있고, 발아식품으로 콩나물이 있다. 두류의 분쇄기능을 이용하여 콩가루를 만들고, 추출기능을 활용하여 두유, 두부, 콩기름, 분리 대두단백, 콩 올리고당 등을 만들 수 있다.
- 콩단백질 식품 : 콩을 6~8조각으로 조분쇄한 후 껍질을 제거하고 박편화 한 뒤 용매로 지방을 추출한 다음 수분함량을 12% 이하로 조절한다. 콩가루는 글루텐이 없는 단백질로 섬유소를 함유하고 있다. 탈지콩가루는 지방 함량이 1% 미만

이고, 전지콩가루는 지방함량이 19%이며, 콩농축단백분은 단백질 함량이 70% 이상이다. 육제품, 과자, 영양강화음료, 스프 베이스 등에 사용한다. 콩분리단백분은 단백질 함량을 90% 이상이 되도록 제조한 분말 콩제품으로 과자나 빵, 소시지에 단백질 강화 원료로 이용된다.

마. 채소류 조리원리

- 채소류 조리 시 변화 : 채소류 조리 시 섬유소 성분이 변화하고 비타민 손실, 수분 함량 변화, 향미성분 용출, 전분 호화 등이 일어난다.
- 채소의 갈변현상 : 비효소적 갈변은 산, 가열에 의한 갈변으로 메일라드반응(간장, 된장), 카라멜화반응이 있고, 효소적 갈변은 자체 갈변효소를 함유하고 있는 감자(티로시나제), 우엉(폴리페놀라제), 홍차, 과일의 갈변현상이다.
- *효소적 갈변방지 방법은 열처리(효소 활성 파괴)와 진공처리(산소와 접촉 차단), 산용액 처리(pH3 이하 효소작용 억제) 등이 있다.

바. 과일류 조리원리

- 질감 : 과일의 독특한 질감은 구성 섬유소의 양과 특성에 의해 좌우된다. 섬유소가 인체 소화관 내에서 불소화성이나 조리에 의해 섬유소 이용이 다소 증가하게 된다.
- 조직 : 익힌 과일은 독특한 질감을 상실하며 조직이 연화된다. 과일의 조리 중 일어나는 섬유질 변화는 세포를 결합하고 있는 세포 간의 물질이 용해되기 때문이며, 불용성 프로토펙틴이 용해성 펙틴으로 바뀌기 때문이다.
- 색소 : 과육 내에 함유되어 있는 유기산과 무기질, 조리수의 알칼리도 등에 의한 반응으로 색소가 변화한다. 안토시아닌(anthocyanin)계 색소가 있는 적색 과일은 철 이온과 반응하면 퇴색되고, 냉장딸기를 급히 가열하면 색이 빨리 퇴색되므로 서서히 가열하여 조직 내 산소를 방출시켜야 선명한 색을 낼 수 있다.
- 향미 : 향미성분은 휘발성인 유기산과 그 에스테르로 뚜껑을 열고 조리하면 맛을 내는 물질이 휘발하여 오래 조리 시 향미를 잃게 된다. 과일을 설탕물에 끓이는 경우 소량씩 조리하는 것이 좋다. 탄닌(tannin) 수용성은 온도가 높을수록 크므로 오래 끓인 홍차일수록 떫은 맛이 강하다.
- 영양가 : 열과 산화에 약한 비타민 C는 많은 영향을 받는다. 조리시간 단축이 비타민뿐만 아니라 향미성분 소실도 막을 수 있다.

사. 육류 조리원리

- 결합조직의 분해 : 고기 내부온도가 증가할수록 근육 수축이 증가한다. 149~177℃ 정도에서 로스팅하는 것이 수축을 방지하는 데 도움이 된다.
- 근섬유 변화 : 근섬유가 짧아지고 단백질이 응고하며 50~60℃부터 수축이 일어난다.
- 지방 변화 : 지방은 녹고 근육 단백질의 보수력 낮아져 육즙이 적어지고 육질이 질겨지며 고기의 무게와 부피가 감소한다.
- 색깔 변화 : 내부온도가 증가하면 고기가 붉은 색에서 갈색으로 변화한다.
- 향미 변화 : 육류의 맛 성분인 유리아미노산, 아미노화합물, 유리지방산, 암모니아, 황화수소, 당단백질 등이 용출된다.
- 육류 조리방법 : 결합조직을 직각으로 꺾어 자르면 좋다. 미오겐과 엑틴성분은 물에 용출되므로 물에 씻거나 담구어 두면 영양 및 맛 손실이 일어난다. 결합조직은 2시간 정도 끓이면 연해지며, 양념구이 시 배즙과 설탕물에 담갔다가 잠시 후 양념간장에 재워야 부드럽고 양념 침투가 용이하다.

아. 어패류 조리원리

- 비린내 제거(트리메틸아민 제거) : 물로 씻기, 산 첨가(식초, 레몬), 향신 채소 단백질 변화 후 첨가(마늘 알리신, 생강 진저론, 쇼가올, 파)나 조미료 첨가(고추 캡사이신, 겨자, 고추냉이의 이소시아네이트, 후추의 채비신), 알코올 첨가(정종, 맛술), 단백질 용액 사용(간장, 된장, 우유의 카세인이 비린내 흡착)의 방법이 있다.
- 소금에 의한 변화 : 어류 단백질은 염용액에 용출되는 특성이 있다. 2~6% 소금에서 미오신(myosin)과 액틴(actin)이 용출되어 액토미오신을 형성하여 망상구조의 겔을 형성한다. 어묵 제조에 사용된다.
- 산에 의한 변화 : 어패류에 산을 첨가하면 비린내가 감소하고, 단백질 응고, 살균 효과, 식욕 상승의 효과가 있다.
- 가열에 의한 변화 : 결합조직 단백질이 응고하고, 열응착성(미오겐(myogen)에 기인)이 일어난다.

자. 우유 및 유제품 조리원리

- 가열에 의한 변화 : 우유를 가열하면 알부민과 글로불린이 응고하여 피막이 형성된다. 저어가며 끓이면 방지할 수 있다. 우유단백질과 유당의 결합으로 아미노

카보닐반응(메일라드반응)의 갈변이 일어나며, 락토글로불린의 열변성에 의한 냄새를 형성한다. 63℃ 이상 가열 시 가용성 칼슘과 인이 불용성 인산칼슘을 형성하여 침전한다.
- 산에 의한 변화 : 카세인이 산 첨가로 침전하여 응고한다.
- 효소에 의한 변화 : 레닌 첨가 시 카세인이 칼슘과 결합하여 침전한다.
- 동결에 의한 변화 : 지방구 파괴로 유화상태가 불안정해지면서 지방괴가 부상하게 된다.

차. 달걀 조리원리

- 열응고성 : 달걀의 열 응고성을 이용하여 삶은 달걀, 청정성(콘소메, 맑은 국물), 농후제(커스터드, 달걀찜, 푸딩), 결합제(전, 만두소, 크로켓 등) 등을 만들 수 있다.
- 알칼리응고성을 이용한 것으로 피단이 있고, 응고를 촉진하는 것은 산과 염이며, 응고를 방해하는 것은 설탕, 지방이 있다.
- 기포성 : 달걀의 기포성을 이용하여 스펀지케이크, 머랭, 마시멜로 등의 팽창제로 사용한다. 기포성을 향상시키는 것으로 점성이 낮은 난백, 전기거품기, 35℃의 온도 조건이 해당되며, 설탕은 기포 안정성을 좋게 한다.
- 유화성 : 난황은 난백의 약 4배의 유화력이 있다.
- 난황의 녹변 현상: 난백의 황화수소가 난황의 철분과 반응 황화제1철을 형성한다.
- 달걀 소화흡수 시간 : 반숙 1시간 30분, 생달걀 2시간 30분, 프라이 2시간 45분, 완숙 3시간 15분 정도이다.

제 11 장 미각교육과 식생활 관리

Ⅰ. 미각교육 개념 및 필요성[72][73]

1. 미각교육 개념

가. 미각교육(sensory education)

미각교육은 시각, 후각, 촉각, 청각, 미각의 오감을 종합하여 음식의 맛을 더욱 쉽게 이해하고 표현할 수 있도록 도와주는 교육으로 음식에 접근하는 방법과 이해하는 방법을 배우게 된다. 미각교육은 어린시절부터 올바른 식습관을 갖추고 맛에 관한 인식을 올바르게 잡아주는 교육으로 감각을 활용하여 식품이 가진 본연의 맛을 긍정적으로 인식하며, 다양한 방식으로 반복되는 식품 탐색 과정을 통해 맛에 대한 표현이 풍부해지고 음식 안에서 생명의 소중함과 감사함을 느끼는 것이다.

미각교육에 대해 학자들은 다음과 같이 정의하고 있다.

- Mustonen & Tuorila(2010) : 어린시절부터 식품의 맛과 감각기관의 기능을 가르쳐 식품에 관한 관점을 확장시키고, 먹는 즐거움을 느껴 건강하고 균형 있는 식습관을 길러주는 교육
- 전도근, 조효연(2010) : 어린시절부터 바른 식습관 형성과 건강한 삶의 유지를 위한 맛에 관한 인식을 올바르게 잡아주는 교육
- Reverdy(2011) : 오감을 기반으로 맛에 관한 인식과 감각의 민감성을 강화하는 데 초점을 둔 교육

나. 식재료와 미각

식재료는 사람에게 필요한 영양을 공급하는 동시에 안전하고 기호성이 있어야 하

---

[72] 농림축산식품부·(사)식생활교육국민네트워크(2021), 식생활교육사표준교재, 5.미각교육.
[73] 미각의 비밀(2017), 미각은 어떻게 인간 진화를 이끌어왔나, 존매퀘이드(이충호역), 문학동네.

며, 영양성, 안전성, 기호성, 경제성, 기능성 등이 갖추어져야 한다. 식재료는 열량, 영양소 전달의 생명유지기능과 맛, 향, 색, 질감 등의 관능적인 기능, 질병 예방 및 치유, 면역력 증진, 알레르기 감소, 노화 방지 등의 생체조절기능이 있다.

2. 미각교육 필요성

가. 미각교육 필요성

미각교육은 맛의 기억을 지키는 것으로 이를 통해 전통음식이나 지역고유의 향토음식 계승 발전을 하게 된다. 미각교육은 미각을 풍부하게 하여 감성을 풍부하게 만드는 것으로 맛이 있다는 것은 오감의 적절한 조화를 말한다. 어려서부터 올바른 식습관 형성을 위해 음식에 대한 미각교육을 통해 맛에 대한 인식으로 음식에 대한 오감을 경험하고 다양한 맛의 가치를 느낄 필요가 있다.

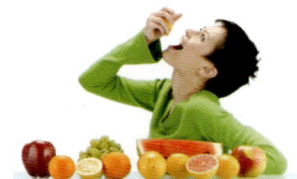

나. 미각교육 효과

미각교육을 통해 올바른 식습관을 형성할 수 있다. 적절하게 이루어지는 미각교육은 새로운 음식에 대한 거부감을 낮추고, 음식에 대한 편견을 줄인다.

미각교육으로 식생활 관련 만성 질병을 예방할 수 있다. 자극적인 입맛을 자연 친화적이고 건강한 입맛으로 변화시켜 건강증진에 기여하고, 음식에 포함된 영양소를 고려하여 영양관리 및 질병을 예방한다. 미각교육은 오감학습을 통해 뇌 발달에 도움이 되며, 음식은 오감을 사용하게 하여 기억력과 인지력 발달을 돕는다.

다. 미각교육 방향

(즐거움) 음식을 먹는 즐거움을 체험하고 느끼게 한다.
(경　험) 음식이 가지는 고유한 맛을 알게 한다.
(다름, 다양성) 맛을 느끼는 감각은 사람마다 다르며 미각의 다양성을 존중한다.
(착한소비) 책임 있는 바른 먹거리를 선택할 수 있는 안목을 키운다,
(표　현) 음식이 가지는 다양한 맛과 느낌을 표현할 수 있도록 한다.

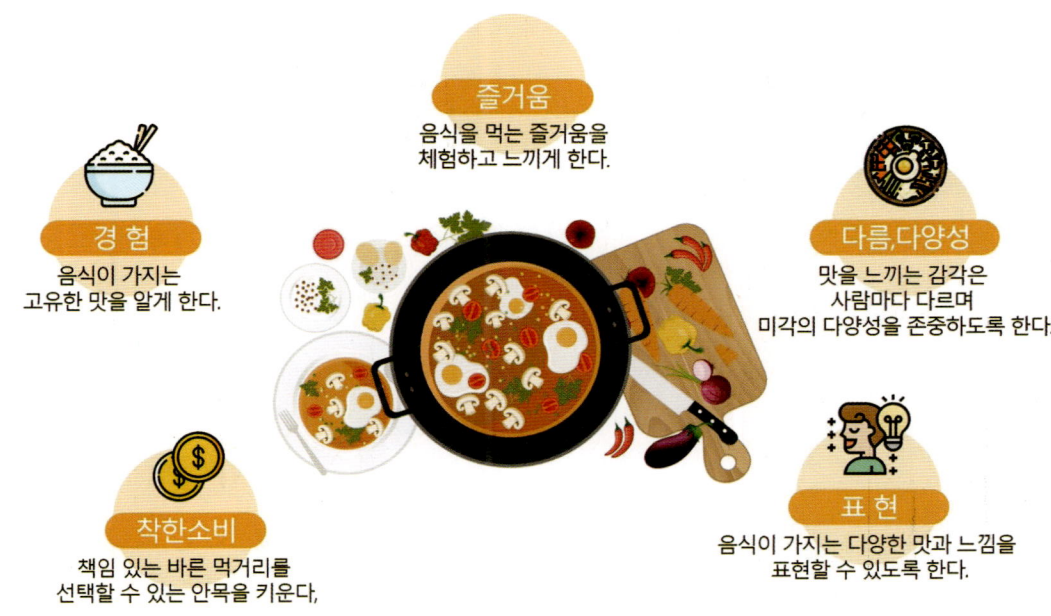

<미각교육의 방향>

3. 미각교육 현황

가. 프랑스 미각연구소(L'institut Francsais du Gout)

프랑스는 1971년 어린이 미각교육을 시작으로 1976년 프랑스 미각연구소를 설립하여 1983년 전국적으로 미각교육을 시행하였다. 어린이를 대상으로 미각개발과 풍부한 감성을 가르치고, 맛의 근원을 미각교육과 조리과학 이해에 바탕을 두고, 매년 10월 둘째 주를 '미각 주간'으로 정해 국민운동으로 지원한다.

프랑스 미각교육 기본방침은 학생들의 미각을 성장시키고 전통요리의 우수한 영양과 맛을 장려하며, 자신의 감각과 미각을 정확하게 표현하도록 훈련하고, 식품의 제조법과 성분에 대한 이해와 지역의 전통요리 및 특산물의 맛 계승, 향과 향신료 및 기본 맛을 내는 능력 성장, 식 공간에 대한 이해, 충분한 식사 시간을 장려하는 것 등이다.

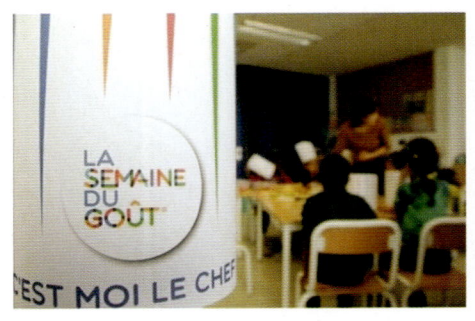

나. 이탈리아 스쿨가든(School Garden)

이탈리아 미각교육은 슬로푸드운동 일환으로 1986년 부라(Bra) 지방에서 국제슬로푸드(Slow Food Unternational)로 출발하였다. 정크 푸드(Junk Food)와 패스트 푸드(Fast Food) 같은 획일화된 음식을 지양하고, 점차 사라져가는 지역음식과 전통음식, 식물 및 가축을 보호하며 소비자들에게 식사와 미각의 즐거움을 교육하는 것이다.

슬로푸드의 미각교육 프로그램 핵심은 스쿨가든으로 학교 운동장의 한쪽 텃밭과 정원을 가꾸어 아이들이 스쿨가든을 통해 음식에 대한 새로운 접근법을 자연스럽게 알게 하며, 식품의 성장에 따른 환경적 요소(햇빛, 물, 바람)와 성장요소(비료, 살충제)를 함께 탐구한다. 스쿨가든은 마을 모두의 공간으로 채소가게, 과일가게, 정육점 등을 운영하는 마을 주민에게 관련 지식을 듣고, 지역 전통음식과 관련된 일화 및 지식, 만드는 방법을 전달한다. 현재 이탈리아는 슬로푸드 이탈리아 본부를 미각교육 담당기관으로 공식적으로 승인하고 있다.

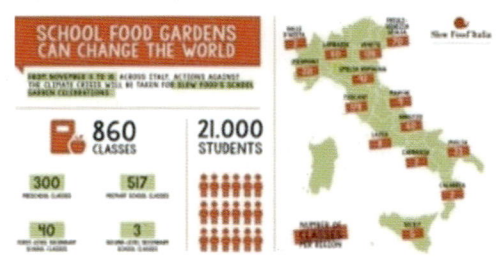

다. 일본 식육기본법(食育基本法)

일본은 2005년 식육기본법 제정 및 식육추진기본계획(2006.03) 수립을 추진하였다. 식생활을 통해 질병예방, 건강 유지뿐만 아니라 식량의 해외 의존 문제 등을 해결하기 위한 방법으로 국민들이 먹거리에 대하여 관심을 가지고, 관련 지식으로 먹거리를 선택함으로써 일본 전통 식문화의 계승, 발전을 도모하고, 도시민의 농촌체험을 통한 도농간의 교류 등으로 일본 농어촌과 농어업의 발전과 활성화에 목적을 두고 있다.

식육기본법 세 가지 영역은 음식 관련 의식개선, 올바른 식습관에 대한 정보제공과 실천 지원, 더 나은 식문화 만들기이다.

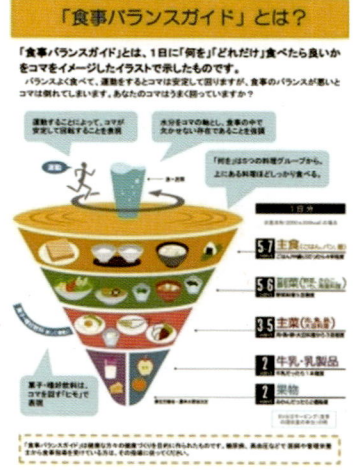

라. 독일 미각이 좋은 학교

독일은 건강촉진 전일제 학교, 미각이 좋은 학교를 운영중이다. 독일 헤센주

(Hessen) 비스바덴시(Wiesbaden)의 학교에서 간식시간에 채소 샐러드를 곁들인 파니니와 쇠고기 소시지, 치즈 등의 곡물빵과 토스트, 물을 판매하고 학교 내 주스 판매점에서 집에서 만든 사과주스를 판매한다. 매년 학교 생물선생님과 학생들은 과일과 채소를 활용하여 신선한 주스를 만들고 과즙을 짜고 난 과일껍질은 가축의 사료로 사용되며 가축들의 건강에 도움을 준다는 것을 학습한다. 미각이 좋은 학교에서는 맛을 느끼고 보고 듣는 것을 강조하며, 학교급식에서는 70~100명이 매일 다른 식사를 한다. 5, 6학년들의 기초과목으로 미각과 향에 대한 체험학습을 진행하면서 식품마다 가지고 있는 미각의 다양성을 천천히 발견하고, 학생들은 미각과 후각을 활용하여 품질의 차이를 인지한다.

마. 미국 교실에서의 농업(AITC)

미국 농무부(USDA)와 보건부는 2005년 미국인을 위한 식생활지침을 개발하였다. 교실에서의 농업(Agriculture in Classroom)은 식품 피라미드를 활용한 영양교육과 식사예절을 지도하고, 학교 텃밭에서 농작물을 재배한다. ATIC 프로그램은 청소년들이 농업의 역할 및 가치를 바르게 이해하도록 긍정적인 영향을 제공하고, 교육을 받은 청소년은 성인이 된 후에도 올바른 식생활 습관을 유지하고, 사회적으로 농업에 대한 이해를 기반으로 올바른 농업정책 형성에 기여한다. 미각교재 Taste 『Surprising stories and science about why food tastes good』은 맛과 관련된 오감의 기본적 지식, 오미 설명, 향의 의미, 오감과 오미를 통한 맛의 종합적 인지 및 향의 조화를 위한 레시피를 소개하고 있다.

Ⅱ. 미각교육 유형과 사례[74]

1. 미각과 오미

가. 미각과 오미

음식을 맛본다는 것은 맛을 탐지하는 구강 세포, 즉 미각세포에서 출발한다. 미각

---

[74] 농림축산식품부·(사)식생활교육국민네트워크(2021), 식생활교육사표준교재, 5.미각교육.
한국표준과학연구원(2017), 지식을 나누다, 맛있는과학.

세포는 50~150개 정도가 모여 미뢰 조직을 구성하여 음식을 입안에 넣고 씹으면 침과 섞이면서 즙이 나오고 음식에 포함된 화학물질들이 미뢰에 닿아 미각을 형성한다. 미각세포를 화학수용체(chemoreceptor)로 지칭하며, 미각은 다섯 종류의 화학수용체에 반응하여 짠맛, 단맛, 쓴맛, 신맛, 감칠맛을 느낀다.

나. 단맛

단맛은 천연감미료나 인공감미료를 활용하게 된다. 천연감미료는 스테비아, 꿀, 대추야자, 수카나트 등이 있고, 이 중 스테비아는 설탕보다 200배 높은 단맛을 내며, 2008년 미국식품의약국(FDA)의 허가를 받은 후 설탕 대체재로 사용하고 있다. 열량은 설탕의 1% 정도로 당이 없어 혈당이 높아지지 않는 장점이 있다.

당류는 탄수화물 중 분자가 비교적 작고 물에 녹으면 단맛이 나는 화합물로 종류마다 다양한 느낌의 단맛을 내며 대부분의 과일은 과당이 포함되어 있고 차가울수록 단맛이 더욱 강하게 느껴진다. 같은 과일이라도 단맛의 강도가 다르게 느껴지는 것은 온도에 따라 과당의 형태가 변하기 때문이며, 차갑거나 약산성 상태일 때는 단맛이 강해지고, 온도가 높아질수록 단맛이 약해져 60℃ 이상이 되면 절반 수준으로 감미도가 감소한다.

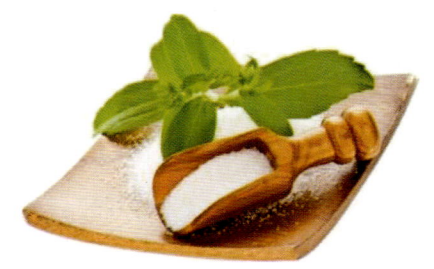

다. 짠맛

짠맛을 내는 식재료는 소금, 간장, 젓갈 등이다. 소금은 나트륨과 염소 화합물로 나트륨은 우리 몸의 신경전달에 가장 중요한 역할을 하고, 나트륨은 수분 균형, 이산화탄소 제거, 근육 수축 등 인간 생명유지에 중요한 역할을 하는 물질이다.

소금을 통한 짠맛이 부족하면 다른 맛과 향을 제대로 느낄 수 없는 상태로 변하기 때문에 매우 중요한 역할을 하며, 음식 맛의 유무를 정하는 것은 음식의 간을 맞추는 소금에 달려 있다. 소금과 함께 다시마, 멸치, 버섯을 활용하면 나트륨의 짠맛을 증가시켜 나트륨 섭취는 감소할 수 있으며, 소금은 간을 맞추는 역할 외에 잡냄새 제거, 쓴맛 예방, 부패 방지의 역할을 하고, 소금은 대비효과와 억제효과를 통해 맛을 더욱 풍부하게 한다.

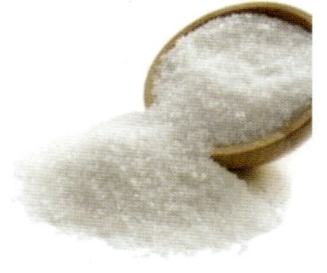

라. 신맛

산미는 식품의 상태를 경계하는 감각이나 적절한 산미는 새콤한 맛으로 입맛을 돋우며, 음식에 대한 학습이 아직 완벽하지 않은 아기들은 본능적으로 신 것에 대해 거부 반응을 보인다. 대표적인 신맛 식재료는 식초, 유산균, 레몬, 라임 등이다.

신맛은 다른 맛과 향을 중대 시키는 효과 있다. 과일향은 단맛과 신맛이 어우러져 조화로운 맛으로 풍미를 중진시키고 구연산과 주석산은 빠른 시간에 신맛을 감지하며, 사과산과 푸마르산, 젖산은 감지 속도가 비교적 느리고, 구연산(citric acid)은 모든 유기산 중 가장 상쾌하고 부드러운 맛으로 레몬, 오렌지, 자몽, 귤 등에 많이 함유되어 있다.

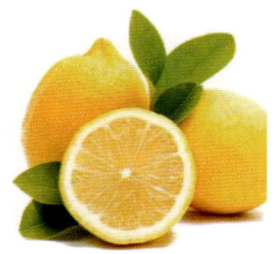

마. 쓴맛

본능적으로 동물들은 쓴맛을 독으로 판단하여 쓴맛의 잎사귀는 먹지 않는다. 미각 수용체 구성에서 단맛, 쓴맛, 짠맛은 1종, 감칠맛은 2종, 쓴맛은 25종의 수용체가 있으며, 미각은 10세까지 민감하다가 성인이 되면서 점차 둔감해진다. 미각이 예민한 아이들과 미뢰 숫자가 많아 쓴맛에 민감한 사람들에게 쓴맛이 나는 음식은 거부감이 생길 수 있다. 커피, 술, 차와 같은 기호식품들에서 쓴맛을 지닌 것이 대부분이며, 보통 식욕을 촉진하기 위해 쓴맛이 사용되며, 우리나라에서는 달래, 씀바귀, 냉이 등을 봄나물로 섭취하고, 서양은 식사 전 드라이한 식전주를 마신다. 쓴맛을 내는 분자가 위 속에 있는 쓴맛 수용체에 결합하면 그렐린(Ghrelin)이라는 식욕 촉진 호르몬의 분비 증가하게 된다.

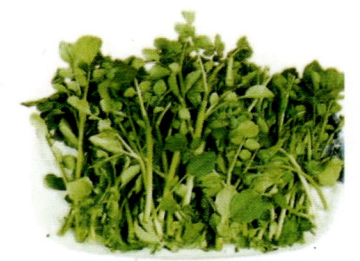

바. 감칠맛

감칠맛은 단백질과 밀접한 관련이 있으며, 단백질은 수백 개 이상 아미노산이 결합한 것으로 아미노산은 10개만 결합하여도 맛으로 느낄 수 없으며, 단백질로 결합하지 않은 상태로 존재하는 유리아미노산으로 맛을 느낄 수 있다. 아미노산 중 단맛을 내는 친수성 아미노산을 글루탐산(glutamic acid)라고 한다. 글루탐산은 축산물, 유제품, 수산물, 밀, 콩 등과 커피, 코코아 단백질에 많이 함유되어 있다.

단백질을 다량 함유한 육류를 조리할 경우 육류에 있는 글루탐산이 유리글루탐산

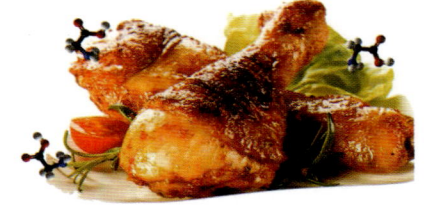

으로 분해되어 맛을 느끼게 되어 돼지로 가공한 햄, 우유를 발효하여 만든 치즈, 콩의 발효로 만든 된장, 생선 발효로 만든 젓갈도 유리 글루탐산이 늘어나면서 단맛과 다른 풍부한 맛을 느끼게 된다. 국물 맛을 풍부하게 만들기 위해 MSG가 많은 다시마, 이노신산 나트륨이 많은 멸치, 구아닐산 나트륨이 많은 버섯을 넣으면 한 가지 재료를 사용했을 때보다 감칠맛 증진 효과가 있다.

사. 또 다른맛

오미 이외에 발효가 잘된 음식의 톡 쏘는 맛, 구수한 맛, 뜨거운 국물을 먹을 때 혹은 특유의 청량감이 느껴지는 시원한 맛 등은 혀의 미뢰의 인식이 아닌 감성적이고 때로는 학습에 의해 생성되는 맛이 있다. 콩나물국을 들이키고 '시원하다'라고 맛을 표현하는 것은 끓인 콩나물국이 금방 차가워졌다는 온도의 의미가 아닌 일종의 맛을 가리키는 표현이다. 고소하다, 구수하다, 담백하다, 비리다, 누리다, 꼬릿하다, 산뜻하다, 개운하다, 상큼하다, 느끼하다, 밍밍하다, 신선하다 등 다섯 가지 기본적인 맛 이외에 맛을 표현하는 다양한 말이 존재한다. 특정한 음식 냄새를 맡거나 계절이 바뀌면 음식과 관련된 과거의 기억들을 되새기기도 한다. 사람들은 기억과 가슴 속에 저장된 '추억 맛', '고향의 맛'이 있고, 가끔 그 맛이 그리워 먹기도 하지만 과거의 맛을 재현하지는 못하는 경우가 있다. 이는 진정한 맛 체험을 위해 입이 느끼는 기본적인 맛과 함께 고려되어야 하는 또 다른 맛의 요소이다.

2. 미각과 오감

가. 시각

시각을 통해 첫인상이 결정되며 이는 소비와도 연관이 된다. 식재료의 모양과 색으로 신선하고 맛있어 보이는 것을 선택하며, '본다'라는 것은 매우 중요한 일로 보는 것만으로 맛을 상상할 수 있다. 빨간 딸기와 빨간 수박을 보면 단맛이 느껴지고, 푸른색 감을 보면 떫은 맛이

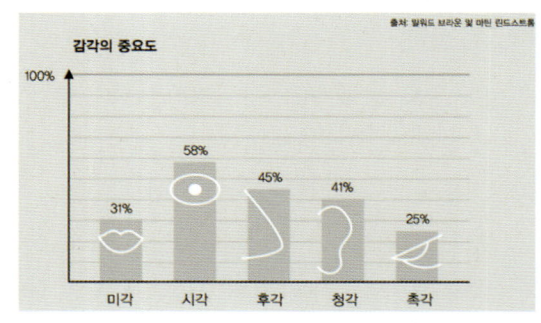

느껴지며, 노란 레몬을 보면 상큼한 레몬 향과 신맛이 느껴진다. 색이 변한 과일을 보면 물렁거리거나 맛이 없을 것 같다고 느끼며, 곰팡이가 보이면 시큼하고 꾸릿한 냄새가 나고 떫은 맛이 날 것이라고 느껴진다. 까맣게 탄 음식을 보면 탄내 나고 탄 맛이 날 것이라고 느끼게 되고 색이 선명한 음식은 맛이 있을 것으로 판단하게 되면서 저절로 식욕이 생기게 된다. 시각은 맛의 가장 첫 번째 기준을 형성하는 요소라고 할 수 있다.

<음식 색에 의한 미각>

구분	느끼는 맛
노란색	사람에게 따뜻하고 즐거운 분위기를 주고 시각적으로 식욕을 촉진시키며 음식의 맛을 향상시킴 노란색의 레몬, 파프리카, 바나나 등 주로 신맛과 달콤한 맛을 동시에 느낌
빨간색	가장 맛있어 보이는 색으로 감미롭고 달콤하며 잘 익었다는 느낌 빨간색은 식욕을 가장 많이 느끼게 하는 색으로 주로 맵고 강렬한 느낌을 줌
주황색	빨간색보다 자극적이지만 음식의 색으로 달콤한 맛과 부드러운 맛을 느낌
초록색	신선한 채소나 과일 연상, 신선함으로 상큼한 맛을 느낌
보라색	신비롭고 독특한 느낌을 주며 쓴맛과 동시에 음식이 물러서 상하거나 아리다는 느낌
검은색	쓴맛과 부패한 느낌, 검정콩, 흑미, 검은깨 등으로 아이들이 대부분 싫어하는 색

나. 후각

향은 맛을 결정하는 가장 중요한 요소 중 하나로 눈과 코를 막고 사과와 양파를 먹으면 그 맛이 같다고 느낀다. 아무리 맛있는 음식이라도 코를 막으면 맛이 제대로 느껴지지 않으며, 향은 특정한 기억을 환기시키기도 한다. 길거리의 군고구마 냄새는 겨울, 추운 날씨, 장갑, 눈 등을 연상시키고, 갓 구운 빵 냄새는 배고픔, 식욕, 전 부치는 냄새는 명절, 잔치 등을 연상시키며, 냄새는 식품 고유의 것과 조리과정의 반응에 의해 형성된다. 고소한 냄새, 역한 냄새, 누린내, 쾌쾌한 냄새 등 맛을 보기도 전에 냄새만 맡고도 음식을 싫어하게 될 수 있는 것이다.

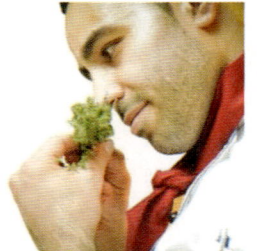

다. 청각

사과나 배를 베어 물거나 씹을 때 나는 소리, 수박을 쪼갤 때 소리 등 식재료의 다양한 소리로 음식의 맛을 느낀다. 식재료로 음식을 만들 때 나는 다양한 소리인 칼로 채소 써는 소리, 식기들을 닦거나 이동하는 소리, 식사할 때 나누는 사람들의 소리, 음식을 먹을 때 나는 소리, 거품기로 우유 섞 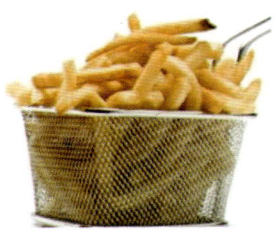 는 소리, 기름에 튀기는 소리, 찌개가 보글보글 끓는 소리 등에서도 음식의 맛을 느끼며 식욕을 돋우고 맛을 기대하게 된다. 또한 적당한 소음이나 음악은 오히려 식욕을 돋우고, 요리하는 소리는 미각을 자극하게 된다.

라. 촉각

만지는 과정을 통해 식재료가 무엇인지 인지하고 먹기에 적절한 시기를 확인하기도 한다. 매끈함과 꺼칠꺼칠함, 단단함과 부드러움, 폭신폭신함 등 촉각을 통해 해당 식재료와 식품의 상태를 파악한다. 복숭아, 자두는 익으면 부드러워지고, 사과, 배는 단단해야 신선한 상태를 말한다. 감자, 고구마, 무는 단단한 정도가 신선도 판단 기준이 되고, 배추, 양파는 단단할수록 속 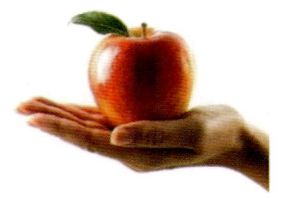 이 꽉 차 있는 상태로 확인하게 되고, 혀와 치아가 느끼는 촉감으로서 맛을 느끼게 되는 가장 최종단계에 속하는 것이며, 입 속의 혀와 치아가 느끼는 음식의 촉감을 통해 정확하게 식재료의 맛을 판단하게 된다.

마. 미각

시각, 후각, 촉각, 청각을 아우르면서 느껴지는 종합적인 맛의 표현이며 단맛, 짠맛, 신맛, 쓴맛, 감칠맛, 매운맛과 떫은맛 등이 미각을 통해 느껴지는 종합적인 맛이다. 미각은 입으로 느껴지는 맛과 개인의 취향, 문화, 생활방식, 습관 등 다양한 상황이 반영된다. 복잡한 맛에 대해 알아가는 첫 단계는 입을 통해 느껴지는 다양한 감각 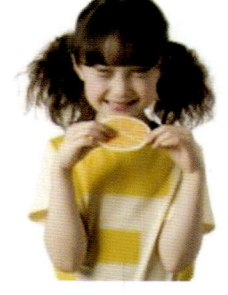 을 정확히 알고 이를 바탕으로 맛을 구분하는 것부터 시작해야 한다. 오미에 더하여 오감이 미각에 더해지면 맛 표현뿐만 아니라 맛을 변별하는 능력도 지니게 되며, 오감은 미각 발달과 다양한 식재료와 음식에 관심과 흥미를 갖게 한다.

바. 오감 활용 맛 표현 방법[75]

음식이 맛이 있다고 하는 것은 단지 혀로 느끼는 미각이 아닌 오감 모두 이용하여 느끼게 되는 음식의 전체적인 맛이다.

<오감 이용 맛 표현 방법>

구분	사용감각	사용기관	맛 음미 방법	수집정보
시식 전	시각	눈	보기(see, watch), 관찰하기	색, 형태, 외관
	촉각	손	접촉하기, 만지기, 더듬기, 누르기, 쓰다듬기, 잘라보기	짜임새(texture), 농도 및 점도, 무거움 또는 밀도
	후각	코	냄새 맡기(숨을 쉬는데 자연스럽게 맡아지는 것), 들이마시기, 킁킁거리기	향, 기억
	청각	귀	듣기	소리
시식 중	미각	혀	맛보기	단맛, 쓴맛, 신맛, 쓴맛 등
	촉감	입술, 이	입술과 이에 닿는 촉각	입술에 대어본 느낌, 이로 씹는 느낌
	입안 후각	코	입안에서의 느낌	입안에서의 느낌(풍미), 기억
	청각	귀	듣기(hear, listen)	입안에서 나는 소리, 씹을 때 소리
시식 후			전반적인 인상, 종합적인 느낌	

<맛 표현 분류법>

구분	특징	표현 방법
화학적 미각	혀로 느끼는 맛은 화학적 미각이라고 하며, 단맛, 짠맛, 쓴맛, 신맛, 감칠맛이 있음	달다, 짜자, 쓰다, 시다 등
물리적 미각	입안에서 느끼는 물성적 맛	맵다, 차갑다, 뜨겁다, 톡 쏜다, 부드럽다 등
개념적 미각	인지와 사고를 통한 추상적인 맛	고향의 맛, 자연의 맛, 살아 있는 맛, 깔끔하다. 싱싱하다, 어머니의 손 맛
심리적 미각	정서적으로 느끼는 맛	맛이 좋다/나쁘다, 먹고 싶다/먹고 싶지 않다, 먹음직하다, 맛깔스럽다, (국물이) 시원하다 등

---

75) 농촌진흥청(2020), 농장에서 만나는 미각교육.

<오감 카드>

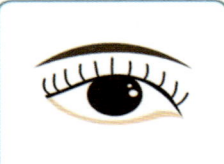
색깔, 짧다, 길다, 동그랗다, 촉촉하다, 투명하다, 반짝거리다, 탁하다, 두껍다, 얇다

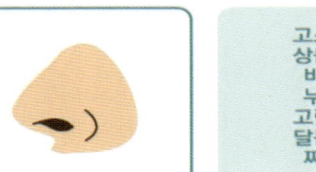
고소하다, 상큼하다, 비리다, 누리다, 고릿하다, 달콤하다, 찌르는

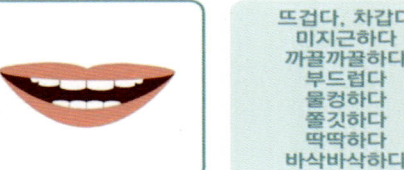
뜨겁다, 차갑다, 미지근하다, 까끌까끌하다, 부드럽다, 물컹하다, 쫄깃하다, 딱딱하다, 바삭바삭하다

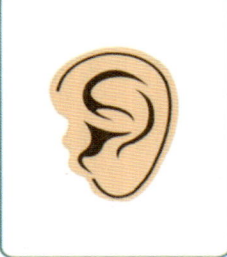
아삭아삭, 사각사각, 오독오독, 바삭바삭, 쩝쩝, 챱챱, 우적우적, 우두둑

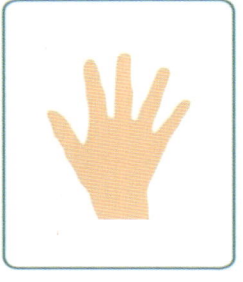
거칠다, 단단하다, 부드럽다, 미끄럽다, 끈끈하다, 따갑다, 축축하다, 두껍다, 얇다

<감각 형용사 활용 맛 표현 방법>

구분		감각형용사
후각	향내	향기롭다, 향긋하다, 훈감하다, 상큼하다, 싱그럽다
	고린내	고리다, 고리타분하다, 고리탑탑하다, 고탑지근하다, 구리다
		구리터분하다, 구리텁텁하다, 구텁지근하다, 코리다, 코리타분하다
		쾌쾌하다, 쿠리다, 쿠리터분하다, 쿠리텁텁하다, 퀴퀴하다
	노린내	노리다, 노리착지근하다, 노릿하다, 누리다
		누리척지근하다, 누릿하다, 뉘척지근하다
	비린내	비리다, 비리척지근하다, 비릿하다, 비릿비릿하다
		베리다, 베리척지근하다, 베릿하다, 베릿베릿하다
	고소한내	고소하다, 구수하다
	지린내	지리다
	매운내	매케하다, 이케하다, 매콤하다, 매큼하다
촉각		시원한 맛이다, 상쾌한 맛이다, 쏘는 맛이 난다, 부드러운 맛이 난다
		개운한 맛이 난다, 화끈한 맛이 좋다, 순한 맛이 난다, 질긴 맛이 난다
		감칠 맛이 있다. 싸한 맛이 난다, 연한 맛이 있다, 질긴 맛이 난다
시각		깔끔한 맛이 난다, 싱싱한 맛이 난다, 산뜻한 맛이 난다, 깨끗한 맛이 난다, 신선한 맛이 난다
청각		아삭한 맛, 바삭한 맛, 뻥하는 맛

구분		감각형용사
단맛	달콤하다	달콤하다, 달착지근하다, 달디달다, 달다
		달착지근하다, 달콤하다, 달달하다, 다디달다
	달짜근하다	달짜근하다, 달보레하다, 달짝지근하다, 달치근하다
		달착지근하다, 들깸하다, 들큰하다, 들부레하다
		들쩍지근하다, 들쩍지근하다, 들차근하다
	달콤쌉쌀하다	달콤쌉쌀하다, 달곰씁쓸하다, 달콤삼삼하다
		달콤쌉살하다, 달곰새금하다, 달콤씁슬하다
		달콤매콤하다, 달곰새콤하다, 달곰새곰하다
짠맛	짜다	짜다, 짜디짜다, 짭짤하다
		짜다, 짭쪼름하다, 짭쪼름하다, 짭짜레하다
매운맛	매콤하다	간간하다, 건건하다, 간간짭짤하다, 건건짭짤하다
		매콤짭짤하다, 매콤짜다, 매콤하다, 매콤달콤하다
	알큰하다	알큰하다, 얼큰하다
	맵다	맵다, 맵싸하다, 맵짜다, 맵디맵다
		매웅하다, 매콤하다, 매큼하다
	얼얼하다	얼얼하다, 알싸하다
	칼칼하다	칼칼하다

Ⅲ. 미각의 조화와 식생활[76]

1. 미각의 변화

가. 맛을 느끼는 최적 온도

혀의 미각은 10~40℃에서 잘 느끼고 30℃ 전후 가장 예민하며 이보다 온도가 낮아질수록 둔감해진다. 레드와인 15℃, 커피나 홍차 65℃일 때 가장 좋은 맛과 향을 느끼고, 밥 45℃, 스테이크와 같은 고기요리 65℃ 정도가 먹기 좋은 온도이다.

구분	온도(℃)	최적온도	구분	온도(℃)	최적도
쓴맛	40~50	40	단맛	20~50	35
짠맛	30~40(37)	37	신맛	25~50	25
매운맛	50~60	60			

나. 조리법에 따른 미각 변화

조미(調味)란 좁은 의미로 맛을 첨가하여 특정한 맛을 내는 조리과정 중 하나를 말하며, 조미(助味)는 넓은 의미로 조리과정에서 좋은 맛은 살리고 바람직하지 않은 맛을 제거하는 과정으로 신선한 식재료의 선택, 식재료의 맛과 향을 살린 조리법에 있어 중요한 요소이다.

식재료 마다 조리하는 방법에 따라 다른 맛이 나며, 가장 잘 어울리는 조리법이 있으며, 식재료가 가진 특성을 잘 살려 최대한 맛있는 음식으로 만드는 조리법을 찾는 것은 매우 중요한 일이다.

---

[76] 농림축산식품부·(사)식생활교육국민네트워크(2021), 식생활교육사표준교재, 5.미각교육.
사이언스타임즈(2016), 음식 최적 온도 알고 맛있게 먹자.
한국표준과학연구원(2017), 지식을 나누다. 맛있는 과학.
한국표준과학연구원(2016), 표준체험. 음식이 가장 맛있는 온도가 있을까요?.

다. 식재료 맛에 영향을 미치는 지리적 특성

토양	· 식재료 재배 시 수분공급 및 배수와 밀접한 관련 · 토양 입자 두께에 따라 식재료 수분 함량과 아삭한 조직감 형성에 영향 · 토양 화학적 조건은 pH 농도 의미, 토양의 유기질과 무기질 함량과 관련
기온	· 식재료의 종류 및 식재료 맛에 가장 많은 영향을 줌 · 기온 낮을수록 낮은 기온 이겨내기 위해 활발한 당 대사로 높은 당 함량을 가지게 됨 · 기온 차는 식재료 조직감을 치밀하게 만들어 아삭함과 씹는 맛을 깊게 해줌
일조량	· 일조량 길수록 당도 높고 조직감 단단, 완숙도 높고 광합성으로 색상, 풍미 진해짐 · 일조시간이 길면 식재료가 생육하는 기간 길어져 식이섬유 많아지고 조직감이 치밀해져 단단하거나 아삭한 맛을 만들어 냄 · 경사도는 일조의 효율을 경사를 통해 극대화함으로써 좀 더 진한 맛을 냄
강수량	· 수분 함량 많고 껍질 얇은 과일은 강수량 많으면 땅의 물기를 빨아들여 '열과' 비율 높고, 맛이 싱거워짐. · 껍질 두꺼워 열과가 잘 안되는 과일은 강수량 많을수록 수분과 함께 땅속의 유무기질 흡수하여 높은 수분과 진한 당도, 산도를 가지게 됨
재배방식	· 논농사는 강수량이 많거나 큰 강이 있는 지역에 발달, 벼, 미나리, 연근 등 수분함량이 높은 작물 재배, · 밭농사는 논농사보다 일반적으로 규모가 크고 작물 종류 다양 논농사보다 재배 시 수분공급이 적어 식물 조직 내 당 함량이 높아져 단맛 강해짐
지역특산물	· 지역특산물은 다른 지역에 비해 품질이나 맛 월등하게 뛰어나거나 많이 생산되는 상품 천안 호두, 논산 딸기, 공주 밤, 나주 배, 영광 굴비, 의성 마늘, 충주 사과 등 · 해당 지역 토양, 기온, 일조량, 강수량, 재배방식에 따라 특산물이 다름 · 평야지대 곡식, 과일, 산간지역 약초, 산나물, 해안지역 해산물 소금 등

2. 미각의 조화

가. 다른 맛과의 조화

- 짠맛과 단맛 : 단맛은 소량의 소금을 넣으면 증가하고, 단맛에 대한 소금의 대비 효과로 단맛이 커질수록 예민하게 반응(예: 수박에 소금 뿌려 먹으면 짠맛보다 수박의 단맛 강조)하며, 짠맛은 설탕 첨가로 감소(호박죽에 조리가 거의 되었을 때 소금을 조금 넣으면 호박의 단박 강조)한다.
- 짠맛과 신맛 : 신맛은 소량의 소금첨가로 맛이 강해지며, 다량 소금 첨가 시 약해진다. 짠맛은 다량 초산 첨가 시 감소하는 경향이 있다.

- 짠맛과 쓴맛 : 짠맛은 쓴맛이 첨가되면 감소하며 쓴맛도 소금 넣으면 감소한다. 씀바귀, 도라지 같은 채소는 쓴맛 제거를 위해 소금물에 데치거나 소금을 넣고 주물러서 쓴맛을 제거한다.
- 단맛과 신맛 : 초산용액(0.1%)에 설탕 5~10%를 첨가하면 신맛과 단맛의 어울림이 좋아지고 단맛은 초산 첨가 시 감소하고 신맛은 설탕 첨가 시 감소한다. 새콤달콤한 맛의 조합으로 각종 샐러드드레싱, 절임류에 많이 사용한다.
- 단맛과 쓴맛 : 쓴맛은 설탕을 첨가하면 어느 정도 감소한다.

나. 식욕 스펙트럼

색에 따른 식욕반응을 관찰하여 스팩트럼으로 나타내면, 녹색, 청색 순으로 높은 반응을 보이는 반면 황색, 보라 순으로 반응이 떨어진다. 빨강, 주황, 노란색, 밝은 녹색은 식욕을 자극하며 보라, 회색은 식욕을 감퇴시킨다. 청록은 식욕을 자극하지는 않지만 식품을 돋보이게 하는데 효과적이다.

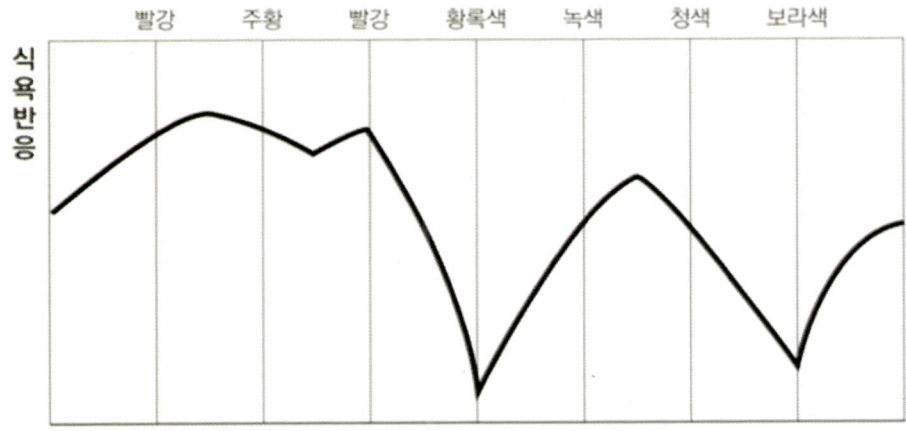

다. 다양한 미각의 변화 요인

- 같은 음식이지만 크기가 큰 그릇에 담아 먹으면 더 먹게 되는 경향이 있다. 시각적인 효과가 식욕에 영향을 미친다.
- 음식을 담은 접시의 색깔도 먹는 양에 영향을 미친다. 음식과 같은 색깔의 접시 사용 시 먹는 양이 증가하는 경향이 있다. 먹는 음식이 눈에 띄어야 뇌가 더 일찍 포만감을 느끼게 된다.
- 푸드 크레이빙(Food Craving)은 음식을 먹고자 하는 강한 욕구로 심리적 상황에

따라 식욕에 영향을 미친다.
- 푸드 네오포비아(Food neophobia)는 새로운 음식에 대한 공포증과 낯선 음식에 대한 두려움을 말한다. 경험하지 않은 새로운 음식에 대한 부정적인 태도이며, 기피하는 음식에 대한 다양한 방법의 접근성이 필요하고 푸드 브릿지(Food bridge)를 통해 노출시키는 정도 증가가 필요하다.

<푸드 브릿지(Food Bridge) 단계>

단계	방법	[사례] 한 가지 재료를 노출 단계에 따라 다양한 방식으로 꾸준히 제공하는 새로운 접근 방법으로 아이 편식 교정 유도	
1단계	꺼리는 채소를 이용하거나 식기나 놀이기구로 활용하여 시각적으로 친숙해지기 예) 파프리카를 그릇으로 계란찜만들기	친해지기	5% 당근주스 만들기, 당근 도장 놀이
2단계	꺼리는 재료를 알아볼 수 없게 만들어 음식에 이용하여 어린이들에게 친숙한 모양이나 색으로 호기심 자극하기 예) 노란색, 빨간색 파프리카를 갈아 밀가루와 섞어 찰흙 놀이하듯 반죽하여 국수 만들어 보기	간접 노출	당근 컵케이크 만들기
3단계	꺼리는 재료를 다른 재료와 섞어 음식 만들기(꺼리는 재료를 5%, 10%, 20%로 조금씩 늘려가며 맛보게 함 예) 다양한 채소, 파프리카, 고기를 섞어 햄버거 패티 만들고 맛보기	소극적 노출	당근감자샐러드 샌드위치 만들기
4단계	꺼리는 채소즙을 이용하여 다른 재료와 혼합되지 않은 음식 형태를 만들어 맛보게 함으로써 재료 본연의 맛을 느껴보게 하기 예) 당근쥬스 샤베트 만들기	적극적 노출	당근정과 만들기

제 12 장 식품위생 및 품질관리

I. 식품위생

1. 식품위해요소

가. 식품위생

식품위생은 식품위생법 제2조에서 "식품, 식품첨가물, 기구 또는 용기·포장을 대상으로 하는 음식에 관한 위생"으로 정의하고 있고, 식품위해는 동법에서 "식품, 식품첨가물, 기구 또는 용기·포장에 존재하는 위험요소로서 인체의 건강을 해치거나 해칠 우려가 있는 것"으로 정의하고 있다.

<식품위해요소 종류>

구분	종류	비고
생물학적 위해요소	곰팡이, 세균, 바이러스 등 미생물과 기생충, 원충 등 생물체, 식품 자체가 가진 알레르기 물질 등	전체 식품 위해의 약 50% 이상 차지
화학적 위해요소	자연적 구성 성분에서 발생하는 버섯독, 복어독, 곰방이독소 등과 식품의 생산, 가공 중에 오염되는 농약, 항생제, 중금속, 세제, 살균제 등	
물리적 위해요소	식품 속에 식품이 아닌 물질로 유리조각, 돌, 금속 등 이물질	

식품위해 방지를 위해서는 식품을 깨끗하게 세척하고 충분한 가열, 냉장·냉동 보관 등의 위생 수칙 준수와 식품 취급 시 손, 분비물에 의한 오염 방지를 위한 개인 위생 관리, 식품 구입 시 각 과정을 중점적으로 관리하여 인증된 식품안전관리인증기준(HACCP) 식품표시 확인 후 구입하는 방법 등이 있다.

나. 식중독

식중독은 식품위생법 제2조 제14항에서 "식품의 섭취로 인하여 인체에 해로운 미생물 또는 유독 물질에 의하여 발생하거나 발생한 것으로 판단되는 감염성 또는 독소형 질환"으로 정의하고 있다.

- 식중독 종류
  - 미생물식중독 : 세균성(감염형, 독소형), 바이러스성(노로, 로타, A형간염등), 원충성(이질아메바등)
  - 자연독식중독 : 동물성(복어독), 식물성(감자독), 곰팡이(황변미독, 아플라톡신등)
  - 화학적식중독 : 식품첨가물, 잔류농약, 메탄올, 납, 비소 등

<식중독을 일으키는 주요 세균>

구분	종류	주요 증상
감염형식중독균	살모넬라, 비브리오, 대장균, 캠필로백터, 리스테리아, 세균성 이질균 등	설사, 복통, 구토, 발열 등
독소형식중독균	황색포도상구균, 클로스트리디움, 보툴리눔 등	

다. 식품 알레르기[77]

식품 알레르기는 일반인에게 해가 없는 식품을 특정인이 섭취하였을 때 두드러기, 가려움 등 과도한 면역 반응이 일어나는 것으로 식품 알레르기의 원인은 유전적요인, 실내공기 내 식품 항원 존재, 섭취 패턴의 변화, 기타 환경적 변화 등이 있고 우리나라 전체 인구 중 3.8~5.1%가 특정 식품에 대한 알레르기를 갖고 있다.

식품 알레르기 증상은 섭취 후 수분 ~ 수시간(대개 2시간) 이내 증상이 발생하게 되며 피부와 소화기, 호흡기, 순환기 등 다양한 기관에서 발생한다. 식품 알레르기 방지를 위해서는 알레르기 원인 식품이 들어가는지 확인하고, 조리할 때 해당 식품을 빼 달라고 요구하거나, 식품을 구매할 때 식품표시 중 원재료명을 확인하는 것 등이 있다.

식품 알레르기 유발물질 표시대상 식품은 알류(가금류만 해당한다), 우유, 메밀, 땅콩, 대두, 밀, 고등어, 게, 새우, 돼지고기, 복숭아, 토마토, 아황산류, 호두, 닭고기,

---

[77] 식품 등의 표시광고에 관한 법률 시행규칙 [별표2], 개정 2021.8.24, 소비자 안전을 위한 표시사항(제5조1항 관련).

쇠고기, 오징어, 조개류, 잣 등 21개 품목이다.

<식품위해요소 표시 내용>

항목	표시 내용 예시
육류 등 냉동식품	'이미 냉동된 바 있으니 해동 후 재냉동시키지 마시기 바랍니다' 등
냉동식품인 빵류, 떡류, 젓갈류, 초콜릿류를 해동하여 출고할 때	'이 제품은 냉동식품을 해동한 제품이니 재냉동시키지 마시기 바랍니다' 등
과일·채소류 음료, 우유류 등 개봉 후 부패·변질 우려가 높은 식품	'개봉 후 냉장보관하거나 빨리 드시기 바랍니다' 등
원터치 캔 통조림제품	'캔 절단 부분이 날카로우므로 개봉, 보관 및 폐기 시 주의하십시오' 등
음주 전후, 숙취해소 등의 표시를 하는 제품	'과다한 음주는 건강을 해칩니다' 등
선천성대사질환자용 식품	'선천성대사질환자용 식품'과 '의사의 지시에 따라서 사용하여야 합니다' 등
특수용도식품 중 '특수의료용도 등 식품	'의사의 지시에 따라 사용하여야 합니다' 등

항목	표시 내용 예시
한 입 크기로서 작은 용기에 담겨져 있는 젤리제품(소위 미니컵젤리 제품)	잘못 섭취에 따른 질식을 방지하기 위한 경고문구 표시 (예: 얼려서 드시지 마십시오. 한 번에 드실 경우 질식의 위험이 있으니 잘 씹어 드십시오. 5세 이하 어린이 및 노약자는 섭취를 금하여 주십시오) 등의 표시
당알코올류를 주원료로 한 제품	해당 당알코올의 종류 및 함량을 표시하여야 하고, '과량 섭취 시 설사를 일으킬 수 있습니다' 등 표시
알레르기 유발 성분을 사용하는 제품과 사용하지 않은 제품을 같은 제조과정(작업자, 기구, 제조라인, 원료보관 등 모든 과정)을 통하여 생산하게 될 경우	불가피하게 혼입 가능성이 있다는 내용의 표시, 다만, 제품의 해당원재료로서 사용된 알레르기 유발 성분명은 표시하지 않는다. (예: 이 제품은 메밀을 사용한 제품과 같은 제조시설에서 제조하고 있습니다)
식품의 품질관리를 위하여 별도 포장하여 넣은 선도유지제	습기방지제(방습제), 습기제거제(제습제) 등 소비자가 그 용도를 쉽게 알 수 있도록 표시하고 먹어서는 아니 된다'는 등의 주의 문구도 함께 표시
기타	해당 식품에 대한 불만이나 소비자의 피해가 있는 경우, 신속하게 신고하도록 하기 위해 식품의 용기와 포장에 '부정.불량식품 신고는 국번 없이 1399'의 표시

Ⅱ. 식품첨가물

1. 식품첨가물 종류

식품첨가물은 식품을 가공하고 조리할 때 식품의 품질을 유지 또는 개선 시키거나 맛을 향상시키고 색을 유지하게 하는 등의 목적으로 식품 본래의 성분 이외에 첨가하는 물질을 말한다. 과거에는 동식물에서 얻은 천연색소나 천연향료 등을 첨가제로 사용하였으며 1900년대 산업혁명 이후 과학기술의 발달로 화학적합성품이 개발되었으며 이 중에서 전문가들에 의해 안전하다고 인정된 것들이 식품첨가물로 사용되기 시작하여 현재 식품에 이용되고 있다.

<식품첨가물 역할>

- 안전한 식품 생산
- 다양한 가공식품 대량 생산
- 식중독 방지
- 식량자원 손실 방지

<식품첨가물 종류 및 기능>

목적	종류	기능	대표 식품첨가물	대표 사용 식품
보존기간 연장	보존료	미생물 증식 억제로 식품 부패 방지 또는 지연	안식향산, 소브빈산	햄, 소시지, 어묵
	산화방지제	산패를 방지하여 기름 성분 품질 저하 막고 저장기간 연장	디부틸하드록시톨루엔, 부틸히드록시아니졸	식용유, 버터, 마요네즈
품질유지 및 향상	유화제	서로 섞이지 않는 액체가 식품에서 분리되지 않고 잘 섞이도록 함	레시틴, 글리세린 지방산에스테르	아이스크림, 마요네즈, 식빵
	영양강화제	식품에 영양소를 첨가하여 식품 영양가 향상	비타민 A, 비타민 C, 비타민 C, 칼슘	영양강화쌀
조직감 부여 및 유지	응고제	액체 형태를 굳게 만들어 조직 단단하게 하고 모양을 갖추게 해줌	간수	두부
	팽창제	밀가루 등 부풀게 하여 빵 조직 향상, 적절한 모양 유지 도움	효모, 중조	빵류
	증점안정제	식품 점성 향상, 겔 상태를 만들어 조직감 향상	알긴산, 한천	젤리
맛, 향, 색 향상	향미증진제	품 맛과 향미 증진	L-글루타민산나트륨(MSG), 핵산	조미료
	착색료	식품 색 더욱 선명하게 하고, 식욕 돋우는 색이 되도록 도움	치자색소, 황색 OO호	햄, 소시지
	착향료	상온에서 휘발성이 있어 식품 특유 향을 내게 하여 식욕 증진	바닐라향, 커피향	주스, 과자, 탄산음료
	감미료	식품에 단맛 강화 위해 사용	액상과당, 아스파탐	과자, 음료류, 아이스크림

2. 식품첨가물 표시와 안전성

가. 식품첨가물 표시

식품을 만들 때 사용한 식품첨가물 모두 식품 포장지에 표시한다. 특히, 합성보존료, 합성감미료, 합성착색료, 산화방지제 등과 같은 식품첨가물은 명칭과 사용용도를 함께 표시한다. *보존료는 곰팡이, 효모, 호기성세균 등 미생물의 발육을 억제하는 항균력을 가지고 있어 가공식품의 제조가공 시 제품의 품질을 유지하고 보존효과를 가지며, 주로 합성보존료를 많이 사용한다.

나. 식품첨가물 안전성

우리나라에는 매우 엄격한 평가과정을 거쳐 안전하다고 입증된 것만을 식품첨가물로 사용할 수 있도록 정하고 있다. 식품의약품안전처의 엄격한 지침에 따라 그 물질이 식품첨가물로서 효과가 있는지와 암이나 기타 질병 등을 유발하지 않는지 등 "우리 몸에 이상을 일으키지 않는다"라는 것을 입증해야 한다.

다. 식품첨가물 문제점

식품첨가물은 크게 화학적 합성품과 천연 첨가물, 혼합제제류가 있다. 화학적 합성품은 화학반응을 일으켜 얻는 물질을 말하고 천연첨가물은 천연상태의 동·식물이나 광물에서 추출하되 유효성분만 분리·정제하여 얻어낸 것이고, 혼합제제류는 2종 이상의 식품첨가물을 혼합한 물질을 말한다. 화학적 합성품의 안전성에 대한 안전성 문제 제기가 지속되고 있다.

식품첨가물 문제 사례는 과다 사용에 따른 식품첨가물 자체의 독성 문제와 식품첨가물에 함유되어 있는 불순물이 인체에 악영향을 끼치는 경우, 식품 본래의 성분과 반응하여 독성물질을 생성하는 경우, 안전성이 확보되어 허가되었으나 뒤늦게 새로운 독성이 발견된 경우, 한 가지 식품첨가물은 해롭지 않지만 두 종류 이상의 첨가물이 결합하여 복합작용으로 유해 물질이 생성된 경우 등이 발생하고 있다.

Ⅲ. 올바른 식품 선택

1. 식품 인증마크 확인[78]

가. 친환경 농산물 선택

지나친 농약의 사용은 토양미생물과 천적 감소로 생태계 교란, 수질오염, 농산물의 농약 잔류 문제를 야기할 수 있다. 친환경 농산물을 아래와 같이 구분된다.

<친환경 농산물 인증마크>

친환경 농산물	유기농산물	유기농 (ORGANIC) 농림축산식품부	유기합성농약과 화학비료를 일체 사용하지 않고 재배한 농산물
	무농약농산물	무농약 (NON PESTICIDE) 농림축산식품부	유기합성농약은 일체 사용하지 않고 화학비료는 권장시비량의 1/3 이하를 사용하여 재배한 농산물
친환경 축산물	유기축산물	유기축산물 (ORGANIC) 농림축산식품부	항생제, 합성항균제, 호르몬제가 포함되지 않은 유기사료를 급여하면서 인증기준을 지켜 생산한 축산물
	무항생제 축산물	무항생제 (NON ANTIBIOTIC) 농림축산식품부	항생제, 합성항균제, 호르몬제가 포함되지 않은 일반사료를 급여하면서 축사와 사육조건, 질병관리 등의 인증기준을 지켜 생산한 축산물 *무항생제인증은 축산법 이관('20.8.28)으로 친환경에서 제외

무항생제축산물 인증에 관한 세부실시요령[시행 2021. 1. 7.] [국립농산물품질관리원고시 제2021-2호, 2021. 1. 7., 제정]

나. 우수농산물 선택

소비자에게 믿을 수 있는 농산물 제공과 생산자에게 고품질 안전한 농산물 생산을 위해 각종 농산물 인증제도를 운영하고 있다.

<우수 농산물 인증마크>

농산물 우수관리 인증(GAP)	GAP (우수관리인증) 농림축산식품부	농산물 안전성 확보, 농업환경 보전을 위해 농산물과 농업환경에 잔류할 수 있는 각종 유해요소(농약, 중금속, 미생물 등) 사전 예방으로 안전하게 관리하는 과학적 위생 안전 관리체계 * GAP(Good Agricultural Practices)
동물복지 축산농장인증	동물복지 (ANIMAL WELFARE) 농림축산검역본부	쾌적한 환경에서 동물의 고통과 스트레스를 최소화하는 등 높은 수준의 동물복지 기준에 따라 인도적으로 동물을 사육하는 농장에 대해 인증하는 제도
저탄소 농축산물인증	저탄소 (Low Carbon) 농림축산식품부	농축산물 생산 전 과정에서 온실가스 배출량을 줄이는 저탄소 농업기술을 적용하여 생산한 농산물임을 인증하는 제도
지리적표시	지리적표시 (PGI) 농림축산식품부	지리적 표시제는 상품의 품질, 명성, 특성 등이 근본적으로 해당 지역에서 비롯되는 경우 지역의 생산품임을 증명하고 표시하는 제도. 지리적 표시 인증을 받은 상품에는 다른 곳에서 임의로 상표권을 이용하지 못하도록 하는 법적 권리 주어짐

---

78) 국가인증농식품이야기(2021), https://www.enviagro.go.kr/.

<식품 품질 인증마크>

구분		마크	설명
HACCP인증		HACCP (안전관리인증) 농림축산식품부	농산물 생산 및 가축의 사육부터 농축산물 원료관리, 처리, 가공, 포장, 유통, 판매까지 농축산물을 최종 소비자가 섭취하기 전까지의 전 단계에서 발생할 우려가 있는 위해 요소를 규명하여 중점 관리함으로써 식품의 안전성을 확보하기 위한 과학적인 위생 관리체계
친환경 인증	유기가공 식품인증	유기가공식품 (ORGANIC) 농림수산식품부	합성농약, 화학비료를 사용하지 않고 재배한 유기원료(유기농산물, 유가축산물)를 95% 이상 사용하여 제조, 가공한 식품임을 보증하는 제도 *유기원료 70% 이상 (신설): '유기' 명칭 사용 가능, 인증마크 사용 불가능.
	무농약원료 가공식품인증	무농약원료 가공식품 농림축산식품부	합성농약을 전혀 사용하지 않고 화학비료는 권장 시비량의 1/3 이내 사용하여 재배한 무기원료를 50% 이상 사용하여 제조, 가공한 식품임을 보증하는 제도(신설)
전통식품		전통식품 (TRADITIONAL FOOD) 농림축산식품부	국내산 농수산물을 주원재료로 하여 제조, 가공, 조리되어 우리 고유의 맛, 향, 색을 내는 우수한 전통식품에 대하여 정부가 품질을 보증하는 제도
KS인증		KS 가공식품	합리적인 식품 및 관련 서비스의 표준을 제정 보급함으로써 가공식품의 품질과 관련 서비스를 향상시키기 위해 만들어진 제도

<기타 인증마크>

구분	마크	설명
방사선 조사 식품	(방사선 조사 마크)	열을 가하지 않고 식품 속의 세균과 기생충 등을 죽이거나 식품의 발아를 억제하기 위해 이온화 에너지, 즉 방사선을 쬐는 방식으로 가공된 식품. 우리나라는 감자, 양파, 마늘, 환자용 음식, 된장·고추장 분말, 고춧가루, 홍삼 등 26개 식품에 방사선 조사 허용
유전자변형 식품	제품명: ○○ / 식품유형: ○○ 중량: ○○g 원재료명 및 함량: 콩(유전자재조합) ○○%, ○○, ○○, ○○ 등 제조/판매업소명: ○○○○(주)	식품용으로 승인된 유전자변형농축수산물과 이를 원재료로 하여 제조·가공 후에도 유전자변형 DNA 또는 유전자변형 단백질이 남아 있는 유전자변형식품등은 유전자변형식품임을 표시. 주표시면에 "유전자변형식품"으로 표시하거나, 원재료명 옆에 괄호로 "유전자변형" 또는 "유전자변형된 ○○"로 표시 *식품위생법 제12조의2(유전자변형식품등의표시),유전자변형식품등의표시기준,식품의약품안전처고시제2019-98호(시행 2019.10.28)
식품이력 추적관리	Traceability 이력추적 농림축산식품부	식품을 제조·가공단계부터 판매단계까지 각 단계별로 정보를 기록·관리하여 그 식품의 안전성 등에 문제가 발생할 경우 그 식품을 추적하여 원인을 규명하고 필요한 조치를 할 수 있도록 관리하는 것 *법제2조(정의)13항, 법제49조(식품이력추적관리등록기준등),식품등이력추적관리기준,식품의약품안전처고시제2019-116호(시행 2019.12.3)
어린이 기호식품 품질인증	어린이 기호식품 품질인증 식품의약품안전처	안전하고 영양을 고루 갖춘 어린이 기호식품의 제조 가공 유통 판매를 권장하기 위하여 식품의약품안전처장이 정한 기준에 적합한 어린이 기호식품에 대하여 품질인증을 주는 제도

2. 식품 표시 확인

가. 식품 등의 표시기준[79]

	제품명	○○○ ○○	
개개의 제품을 나타내는 고유의 명칭			
식품의 기준 및 규격의 최소 분류단위	식품유형	○○○(○○○○○○*) *기타표시사항	▪(예시) 이 제품은 ○○○를 사용한 제품과 같은 시설에서 제조
식품의 기준 및 규격의 최소 분류단위	영업소(장)의 명칭(상호) 및 소재지	○○식품, ○○시○○구○○로○○길○○	▪(타법 의무표시사항 예시) 정당한 소비자의 피해에 대해 교환, 환불
식품등에 표시된 보관방법을 준수할 경우 섭취하여도 안전에 이상이 없는 기한 *제조연월일: 포장을 제외한 더 이상의 제조나 가공이 필요하지 아니한 시점 *품질유지기한: 식품의 특성에 맞는 적절한 보존방법이나 기준에 따라 보관할 경우 해당식품 고유의 품질이 유지될 수 있는 기한 *소비기한: 제품의 제조일로부터 소비자에게 판매가 허용되는 기한	소비기한	○○년 ○○월 ○○일까지	▪(업체 추가표시사항 예시)서늘하고 건조한 곳에 보관
	내용량	○○○ g	▪부정 불량식품 신고 : 국번없이 1399
제조 가공 또는 조리에 사용되는 물질 최종 제품 내에 함유되어 있는 것	원재료명	○○, ○○○○, ○○○○○○, ○○○○○, ○○, ○○○○○○○, ○○○, ○○○○○	▪(업체 추가표시사항 예시)
최종제품에 함유되어 있는 것 식품첨가물 포함		○○*, ○○○*, ○○* 함유 (*알레르기 유발물질)	고객상담실 : ○○○-○○○-○○○○
	성분명 및 함량	○○○(○○mg)	
	용기(포장)재질	○○○○○	영양성분* (주표시면 표시 가능)
	품목보고번호	○○○○○○○○○○-○○○	

<용기 포장의 주표시면 및 정보표시면 구분>

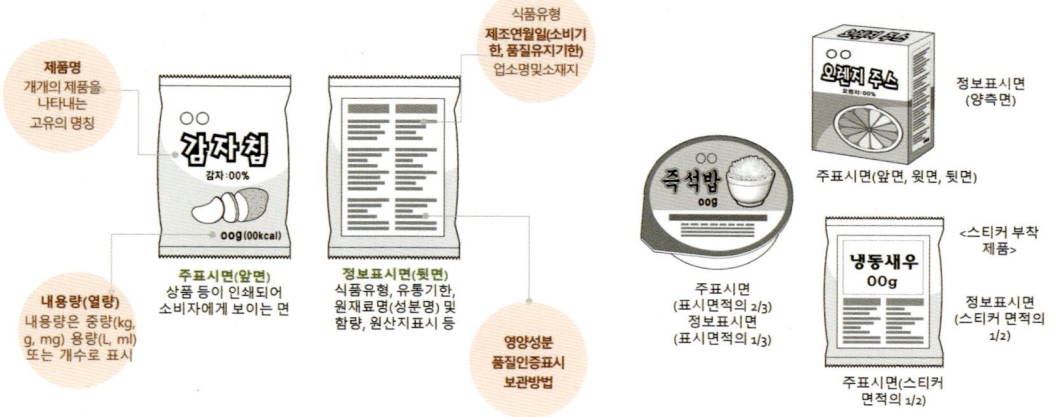

나. 소비기한 확인

소비기한이란 식품 등에 표시된 보관방법을 준수할 경우 섭취하여도 안전에 이상이 없는 기한을 말한다.

*국제식품규격위원회(CODEX), 유럽, 미국, 일본, 호주, 캐나다 등 대부분의 국가에서 식량낭비 감소 및 소비자에게 명확한 정보를 제공하기 위한 목적으로 소비기한

---
79) 식품의약품안전처(시행 2023.1.1.)

표시제 운영 중이며, 우리나라는 2023년 1월 1일부터 시행

품질유지기한이란 식품 특성에 맞는 적절한 보존방법이나 기준에 따라 보관할 경우 해당식품 고유 품질이 유지될 수 있는 기한을 말한다.

*통조림식품, 잼류, 장류, 김치류, 젓갈류, 절임식품 등 장기간 보관해도 부패 우려가 적은 식품의 경우 표시

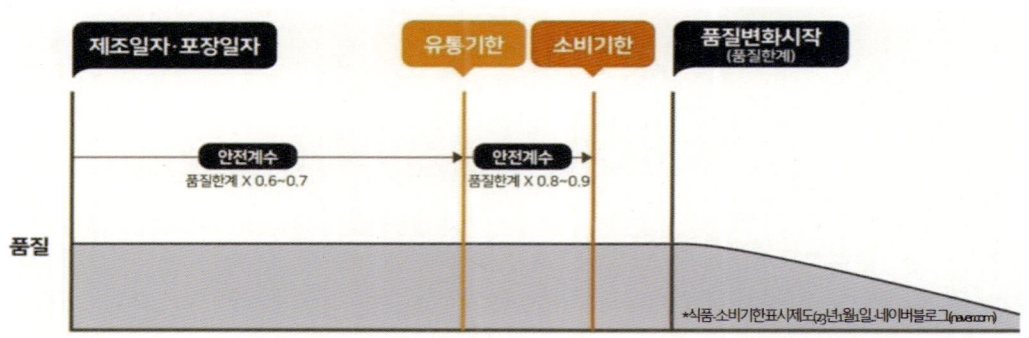

다. 영양성분 확인

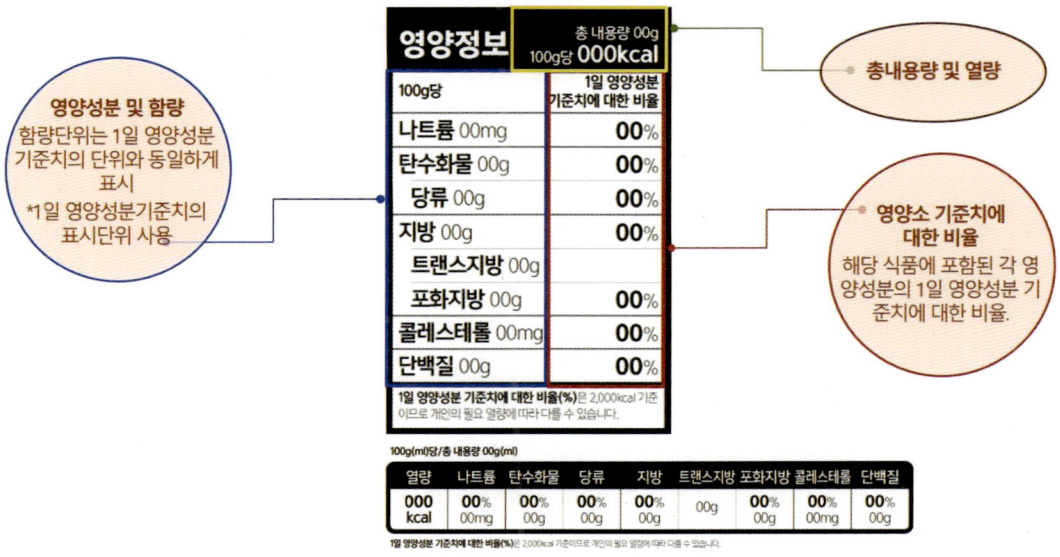

3. 오해하기 쉬운 식품표시 정보

- 비유지, 비동물성지방, 콜레스테롤 무 함유 : 식물성지방이 들어 있을 수 있음. 식물성지방에는 콜레스테롤이 없지만 열량은 1g당 9kcal 정도로 높은 편임
- 저지방 : 열량이 없다는 뜻이 아님. 저지방 식품도 많이 먹으면 고열량섭취 가능
- 무설탕, 무가염, 무가당 : '무설탕'의 경우 설탕을 제외한 다른 감미료가 들어 있을 수 있음. 보통 과당, 솔비톨, 자일리톨 등이 사용되며 이 감미료들은 1g당 2~4kcal의 열량 발생. 무가염, 무가당의 경우 인위적으로 넣지는 않았지만 본래 식품에 나트륨이나 당이 들어 있을 수 있음.
- 무색소 : 인공색소를 사용할 수 없도록 규정된 식품임에도 특정 상품에 무색소 강조표시를 하여 다른 식품들에는 마치 색소가 들어 있는 것처럼 인식되는 경우가 있음. (예)고추장
- 0kcal : 열량이 5kcal 미만인 식품의 경우 0kcal로 표기 가능. 하지만 실제로는 0kcal가 아니기 때문에 이를 믿고 많은 양을 섭취하지 않도록 주의해야 함.

제 13 장 올바른 외식과 식생활

Ⅰ. 음식문화의 변화

1. 음식문화

가. 음식문화의 속성

문화와 가치관, 사회경제적 조건, 사회 요구의 변화에 의해 음식문화의 속성은 변화하고 있으나 문화변용(文化變容)을 통해 저항의 속성 지니게 되면서 식습관이 형성되고 이것이 그 나라, 지역만의 독특한 식문화 특성을 지니게 된다.

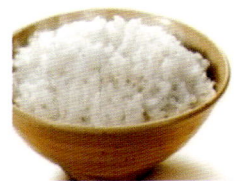

밥 중심
한식
가정식
직접요리
향토음식

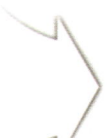

빵 중심
서양식
외식
구매(가공식품)
지역특성 감소

나. 라이프 스타일의 변화

우리의 라이프 스타일은 지속 변화하고 있다. 과거에는 건강한 삶인 웰빙(Well Being)이 가장 중요한 삶의 방식이었다면 치유를 통한 건강한 삶(Heal Being)을 추구하게 되었고, 다시 치유의 삶(Healing)을 삶의 가장 중요한 가치로 두고 있다.

이는 건강에 대한 관심과 사회적 요인변화, 문화적 요인변화, 개성화 등이 변화 요소로 작용하면서 라이프 스타일의 변화를 이끈 것으로 보여진다.

건강에 대한 관심	사회적 요인 변화	문화적 요인 변화	개성화 진행
먹거리에 대한 불만	고령화 사회	문화적 소비 증가	나만의 세계
장수, 건강 관심	여성의 사회적 진출	여유에 대한 욕구	독창성, 차별화
안전에 대한 욕구	사회와의 소통 증가	여행, 레져	가치 지향
정신적 여유	정보의 발달		

2. 외식 소비 경향

가. 외식 이용 이유

외식을 하는 이유는 색다른 것이 먹고 싶어서 외식을 하는 경향이 가장 높고, 식사준비가 귀찮아서, 반찬이 없어서, 모임이 있어서, 아이들이 원해서, 혼자 밥을 먹어야해서 등으로 외식 소비가 증가하는 경향을 보이고 있다.

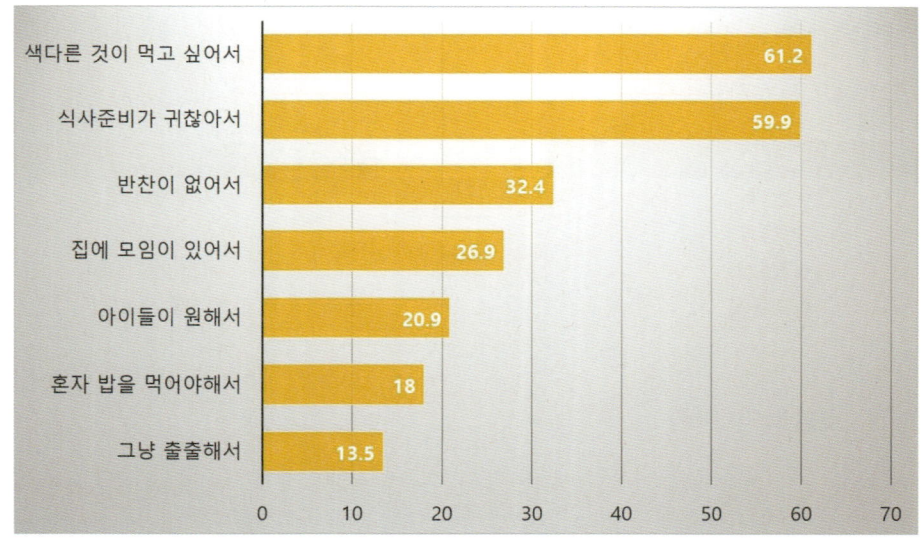

나. 외식상품 종류

외식상품은 방문외식과 배달외식, 포장외식으로 구분되며, 방문외식은 음식점을 직접 방문하여 주문한 뒤, 음식점에서 먹는 경우를 말하며, 배달외식은 전화, 인터넷 배달 앱 등으로 음식을 주문하여 음식점 외의 장소에서 먹는 것을 말한다, 포장외식은 주문한 음식을 음식점에서 수령한 다음 음식점 외의 장소에서 먹는 것으로 테이크 아웃(Take out)라고 한다.

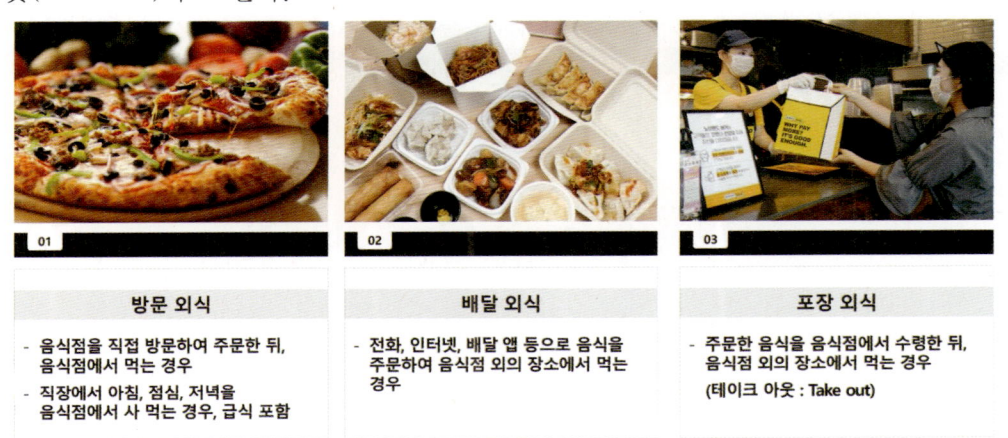

방문 외식	배달 외식	포장 외식
- 음식점을 직접 방문하여 주문한 뒤, 음식점에서 먹는 경우 - 직장에서 아침, 점심, 저녁을 음식점에서 사 먹는 경우, 급식 포함	- 전화, 인터넷, 배달 앱 등으로 음식을 주문하여 음식점 외의 장소에서 먹는 경우	- 주문한 음식을 음식점에서 수령한 뒤, 음식점 외의 장소에서 먹는 경우 (테이크 아웃 : Take out)

다. 외식 경향

외식 종류별 선호하는 음식 경향을 살펴보면 방문외식은 한식, 패스트푸드, 제과제빵류, 커피전문점의 선호를 보이고 있고, 배달외식은 치킨, 중식, 한식, 패스트푸드 순으로 선호하고 있으며, 포장외식은 패스트푸드, 제과제빵류, 한식, 치킨 순으로 선호하는 경향을 보이고 있다.

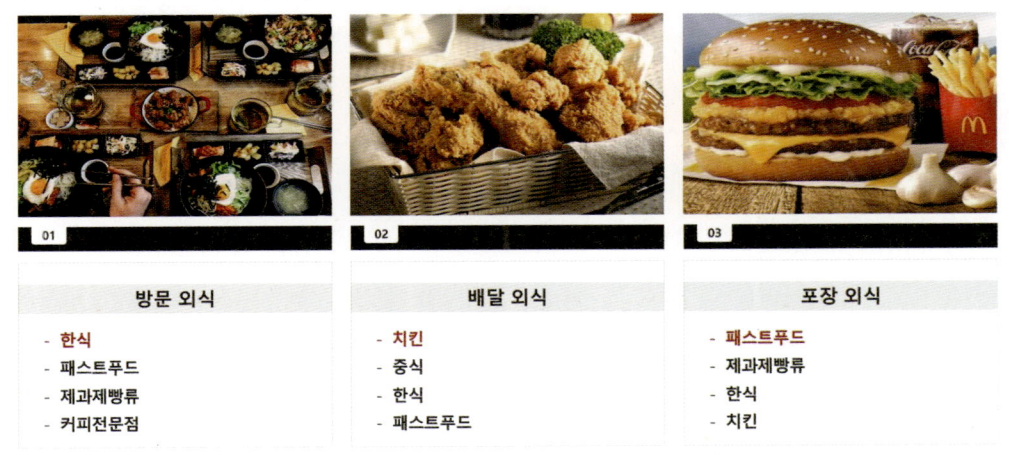

방문 외식	배달 외식	포장 외식
- 한식 - 패스트푸드 - 제과제빵류 - 커피전문점	- 치킨 - 중식 - 한식 - 패스트푸드	- 패스트푸드 - 제과제빵류 - 한식 - 치킨

외식상품 이용시 고려사항은 방문외식과 배달외식, 포장외식 모두 맛을 가장 중요하고 생각하고 있으며, 다음은 가격으로 조사되고 있다.

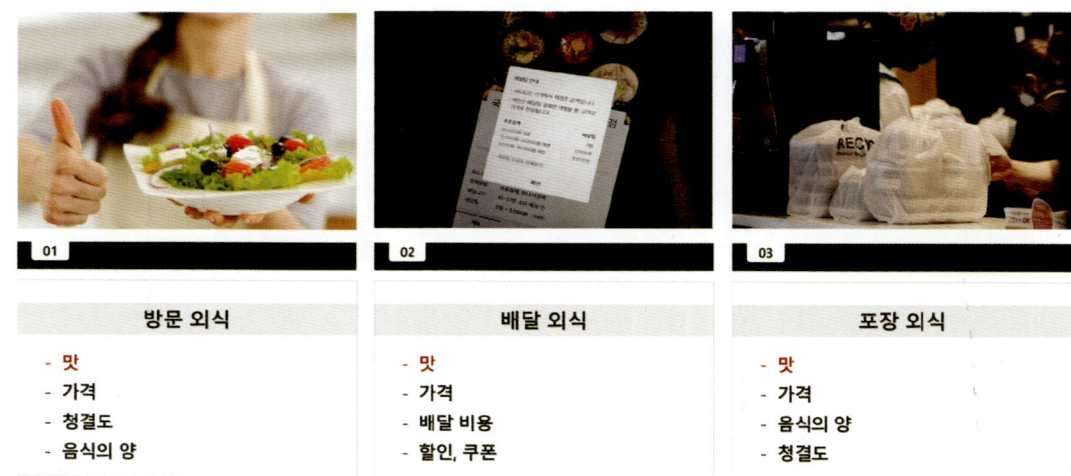

방문 외식	배달 외식	포장 외식
- 맛 - 가격 - 청결도 - 음식의 양	- 맛 - 가격 - 배달 비용 - 할인, 쿠폰	- 맛 - 가격 - 음식의 양 - 청결도

외식점 이용 시 동행자는 방문외식과 배달외식, 포장외식 모두 가족이 가장 높은 비중을 보이고 있으며, 다음은 친구가 많은 것으로 조사되고 있다.

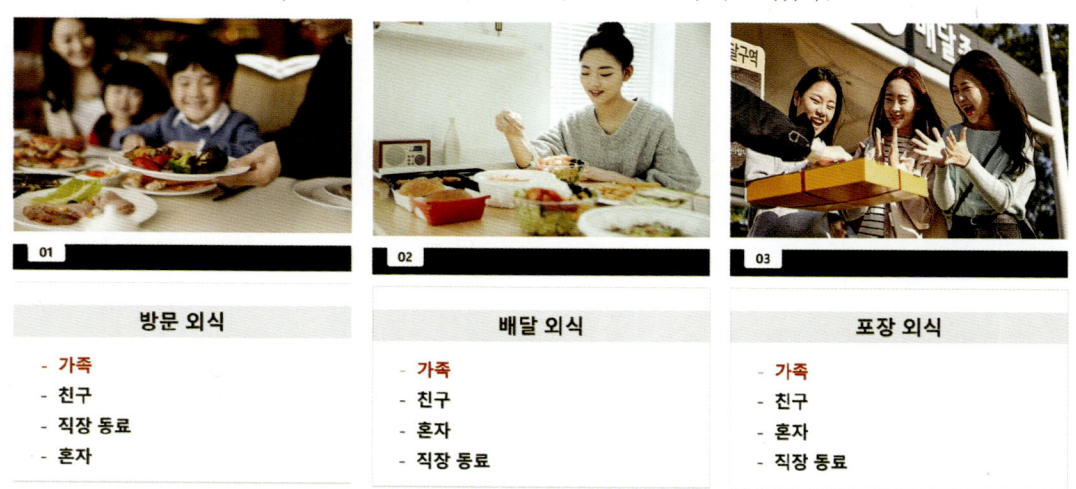

방문 외식	배달 외식	포장 외식
- 가족 - 친구 - 직장 동료 - 혼자	- 가족 - 친구 - 혼자 - 직장 동료	- 가족 - 친구 - 혼자 - 직장 동료

Ⅱ. 현명한 외식의 실천

1. 현명한 외식습관

가. 현명한 외식 선택

외식 시에도 식사량을 일정하게 유지하고 외식 메뉴의 열량 확인, 메뉴 주문 시 적당량 주문, 뷔페요리는 자신의 양에 맞추어 먹을 만큼만 덜어서 선택, 자신의 식사 계획에 맞춰 다양한 식품군이 골고루 포함된 식사 선택, 양질의 단백질 메뉴 선택, 음식의 재료와 양을 알 수 없는 음식 피하기, 양식, 중식 등 기름진 메뉴 가급적 양과 횟수 제한, 외식 메뉴는 적당히 바꾸면서 다양한 음식 선택 등이 해당된다.

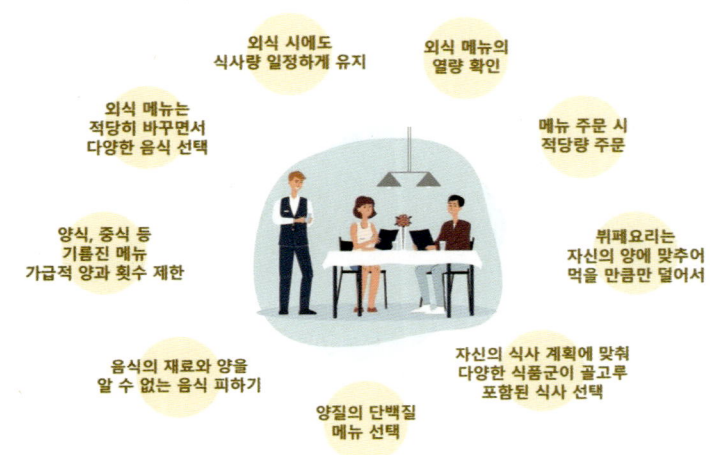

나. 바람직한 외식습관

- 다양한 식재료를 사용하는 한식 메뉴를 선택한다.
  *밥, 국, 각종 반찬으로 구성된 한식 선택, 염분 함량이 높은 식품 섭취 제한
- 중식, 일식, 양식은 열량이 적은 조리법 선택한다.
  *자장면, 짬뽕보다는 우동, 생선초밥 10개가량이 밥 1공기 양에 해당하므로 양을 조절하면서 섭취해야 하며, 양식 메뉴 선택 시 고기보다 생선이나 해산물 선택
- 패스트푸드는 현명하게 선택한다.
  *피자는 토핑으로 올려진 식재료 중 채소가 많은 것, 염분이 많은 치즈와 고기가 적은 것으로 선택, 햄버거는 다양한 채소를 넣은 것으로 선택, 음료로는 탄산음료 대신 물, 녹차, 무가당 주스나 저지방우유 선택

- 담백한 육류요리에 채소를 곁들여 섭취한다.
  *삼겹살, 갈비구이보다 수육, 불고기, 샤브샤브처럼 기름 사용이 적은 조리법 선택, 채소와 함께, 고기와 함께 비타민, 무기질이 풍부한 양파, 고추, 오이, 당근, 깻잎, 상추 등의 채소류와 함께 섭취
- 뷔페식당에서 과식을 예방한다.
  *식이섬유가 풍부한 채소와 샐러드, 해조류, 버섯 등의 저칼로리 음식을 먼저 먹어 포만감을 얻고, 칼로리가 높은 음식을 나중에 소량씩, 배가 부르다면 후식으로 케이크, 쿠키를 선택하지 말고 과일이나 커피 등으로 마무리
- 포만감이 느껴지면 식사를 마친다.
  *레스토랑에서 나오는 케이크, 아이스크림, 쿠키. 고깃집에서 후식용 냉면이나 된장찌개, 누룽밥, 중화요리 후식용 자장면이나 볶음밥. 일식당에서 소면, 마끼, 알밥 등은 배가 부르면 생략

2. 외식 실천 방향

가. 외식 시 열량을 줄일 수 있는 대체음식

선택 음식	대체 음식	열량 차이 (kcal)
군만두 (250g, 685kcal)	물만두 (120g, 157kcal)	528
짬뽕 (1000g, 688kcal)	우동 (700g, 422kcal)	266
제육덮밥 (500g, 782kcal)	불고기덮밥 (500g, 669kcal)	113
참치김밥 (250g, 418kcal)	김밥 (200g, 318kcal)	100
비빔냉면 (550g, 623kcal)	물냉면 (800g, 552kcal)	71
볶음밥 (400g, 773kcal)	비빔밥 (500g, 707kcal)	66

나. 저염식의 실천

나트륨은 몸의 수분량을 조절하는 중요한 영양소이며 과잉 섭취 시 혈압 상승 등의 이유로 섭취가 제한된다. 나트륨 함유 식품 중 대표적인 것은 소금(소금의 양

40% 나트륨, 소금 1g에 나트륨 400mg)으로 우리나라 국민의 나트륨 섭취량은 세계보건기구(WHO)에서 하루 2,000mg 미만을 권장하고 있으며, 우리나라 국민 나트륨 섭취량은 WHO 권고량의 2배 이상이며, 특히 30대 남성의 경우 3배 이상으로 조사되고 있다.

나트륨을 장기간 과잉 섭취하게 되면 심장질환과 뇌졸중 등 심혈관 질환으로 인한 사망률이 증가할 수 있고, 위암, 신장결석, 골다공증 등의 위험이 증가할 수 있다. 나트륨 섭취 감량 방법으로 국물 적게 섭취하기, 영양표시의 나트륨 함량 확인, 채소, 과일 많이 섭취, 나트륨 줄인 소스 사용, 뜨겁거나 맛이 강한 것 제한, 외식 시 짠 음식 적게 섭취, 절임식품, 소스 등 제한, 외식 시 과식 주의 등이 있다.

다. 저당식의 실천

당은 영양소의 하나인 탄수화물 중에서 단맛을 내는 것으로 당의 종류는 포도당, 과당, 유당 등 곡류와 과일 같은 자연식품과 빵, 아이스크림 등 가공식품 속에 함유된 당이 있다. 당은 1g당 4kcal의 열량을 공급하고 우리 몸 속에 당을 일정 수준으로 유지하게 한다. 섭취한 당 중 소비되고 남은 당은 지방으로 전환되어 당을 과잉 섭취하게 되면 신체에 쓰고 남은 당은 지방으로 바뀌어 저장되어 비만을 유발할 수 있다. 또한 단 음식을 많이 먹고 양치질을 하지 않으면 충치가 발생할 수 있다. 당 섭취 제한 방법은 가공식품(과장, 빵, 아이스크림) 섭취 제한과 영양표시 중 당 함량 확인, 단 음식 섭취 제한, 콜라, 사이다 대신 물, 바나나맛우유, 초코릿우유 대신 흰 우유 섭취, 간식으로 가공식품보다 자연식품 섭취, 반찬 조리 시 설탕 등 단맛 재료 사용 제한 등이 있다.

라. 생활 속 외식 실천

생활 속에서 외식을 건강하게 실천하는 방법으로 일정 간격을 두고 떨어져 앉기, 물수건이 아니라 비누로 손 씻기, 수저는 한 사람이 손 씻고 나누어 주기, 컵(잔)을 돌리거나 부딪치지 않기, 앞접시와 집게로 덜어먹기, 손으로 입을 가리로 말하기, 각자의 음식 공유하지 않기 등을 들 수 있다.

III. 밥상머리교육

1. 밥상머리교육이란?

밥상머리교육은 가족이 모여 가족시간을 확보하는 것이 그 시작이 된다. 가족이 한 자리에 모여 음식을 나누면 밥상머리교육이 시작되는 것으로 현재 우리나라는 매주 수요일을 가족사랑 실천의 날로 정하여 실천을 독려하고 있다.

밥상머리교육은 함께 식사하면서 식사를 공유하는 것으로 가족이란 함께 밥을 먹는 사람으로 바로 식구(食口)라고 한다. 지역과 시간을 초월하여 음식을 함께 나누는 것은 유대감을 표현하는 가장 중요한 매개체가 될 수 있다.

밥상머리교육은 대화를 통해 소통과 공감을 한다. 가족식사는 대화하는 장이 되며, 밥상머리교육은 가족들과 하루 일과를 나누고, 서로의 감정을 공감하는 소통의 시간을 갖게 된다.

밥상머리교육은 가족사랑과 인성을 키우는 시간으로 인성교육과 가족문화 형성의 시간이 될 수 있다. 밥상머리교육을 통해 자연스럽게 기본적인 예절교육, 인성교육, 사회성교육 등이 이루어지며, 그 속에서 가족의 정체성을 형성하고 서로의 사랑을 만들고 확인하게 된다.

2. 밥상머리교육 실천 방법

밥상머리교육 실천을 위해 일주일에 두 번 이상 '가족식사의 날'을 실천한다. 구체적인 실천 방법은 정해진 장소에서 정해진 시간에 함께 모여 식사하고, 가족이 함께 식사를 준비하고 함께 먹고 함께 정리하며, TV는 끄고, 전화는 나중에 받는다. 대화를 할 수 있도록 천천히 식사하면서 하루 일과를 서로 나눈다. '어떻게 하면 좋을까?' 식의 열린 질문을 사용하고 부정적인 말은 피하고 공감과 칭찬을 사용한다. 아이(상대방)의 말을 중간에 끊지 말고 끝까지 경청하며, 행복하고 즐거운 가족식사가 되도록 노력하는 것이 밥상머리교육 실천 방법이 될 수 있다.

3. 밥상머리교육 실천 효과

밥상머리교육을 실천하면 자녀들의 두뇌가 명석해진다고 한다. 만3세 유아가 책 읽

기를 통해 배우는 단어는 140개에 불과하나 가족 식사를 통한 대화에서는 무려 1,000여 개나 학습된다고 보고되고 있다.

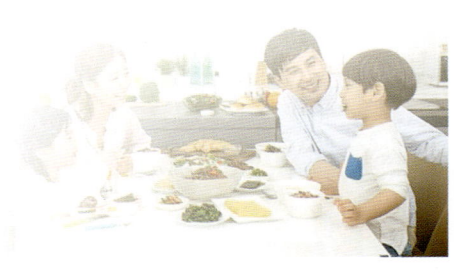

　밥상머리교육을 통해 자녀와 가족은 안정감을 느끼게 된다. 가족과 식사를 자주하지 않는 청소년은 가족 식사를 자주하는 청소년에 비해서 흡연 비율 4배, 음주 비율 2배, 마리화나 흡연 비율 2.5배가 높은 것으로 조사되고 있다.

　밥상머리교육은 자녀의 행동을 예의 바르게 하도록 개선한다. 가족 식사는 작은 예절수업 시간으로 자녀들은 식사하면서 예절, 공손, 나눔, 절제, 배려를 학습한다. 어른이 수저를 먼저 들 때까지 기다려야 하는 태도는 절제를, 같이 나누어 먹는 태도는 타인에 대한 배려를 절로 익히게 한다.

　또한 밥상머리교육으로 자녀들이 더 건강해진다. 가족들과 식사를 더 많이 하는 학생일수록 과일과 야채, 칼슘, 섬유소 등 성장에 필요한 영양소를 더 많이 섭취하여 건강해지는 것으로 나타고 있다.

　밥상머리교육으로 가족이 모두 행복해지며, 가족과 식사를 자주하는 자녀들은 그렇지 않은 자녀들에 비해 부모와 형제자매 간의 관계가 좋다는 것을 보여준다.

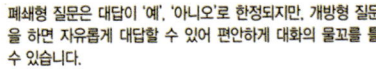

<밥상머리교육 실천 방법>

STEP 01 적극적으로 경청하라
시선을 맞추고 고개를 끄덕이며 집중하여 듣자

① 입장을 바꿔 이해한다
자녀의 판단, 행동을 두고 '옳다', '그르다' 라고 판단하지 않고, 상대의 입장이 되어 그럴 수밖에 없었던 이유가 무엇인지 이해하려고 노력합니다.

② 선입관, 편견을 갖지 않는다
주관적인 판단은 철저히 배제하고 상대의 입장에서 생각하되, 표정이나 몸짓 같은 비언어적인 메시지에도 귀를 기울입니다.

STEP 02 감정에 공감하라
듣기만 하는 것도, 자기 말만 하는 것도 대화가 아니다

① 자녀의 감정에 초점을 둔다
자녀의 이야기를 귀담아듣고, 특히 감정에 초점을 두어서 잘 반영하여 표현해주는 것이 공감하는 대화의 첫 시작입니다.

② 평가하지 말고 공감해준다
긍정적인 감정뿐 아니라 부정적인 감정 또한 평가하지 말고 공감줍니다. 자녀가 한 말을 그대로 다시 읊는 것도 좋은 방법입니다.

STEP 03 개방형으로 질문하라
짧은 식사시간, 개방형 질문으로 마음을 열어주자

① 부담 없이 대답하도록 질문한다
폐쇄형 질문은 대답이 '예', '아니오'로 한정되지만, 개방형 질문을 하면 자유롭게 대답할 수 있어 편안하게 대화의 물꼬를 틀 수 있습니다.

② 개방형 질문을 연습해본다
자유롭게 대답할 수 있는 개방형 질문을 연습하고 건네봅니다.

STEP 04 칭찬을 많이 하라
마음의 문이 닫혀 있을수록 칭찬을 해주자

① 구체적으로 칭찬한다
'요즘 네가 약속시간을 잘 지켜서 정말 좋아', '오늘 네가 친구를 도와주는 모습 참 멋있더라' 등 구체적인 사례를 들어서 칭찬해 줍니다.

② 노력한 점을 칭찬하라
외모, 명석한 두뇌 등 타고난 것보다는 자녀가 노력한 것을 칭찬하되, 과거보다 좋아진 것이 있다면 그 점을 특히 칭찬합니다.

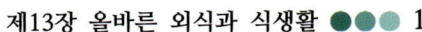

참고문헌

1. 식생활교육지원법(제16984호)(20200211), 제2조(정의) "식생활".
2. 국민영양관리법(제17472호)(2020.09.11.), 제2조(정의) "식생활".
3. 농림축산식품부(2018), 지역농산물과 소비자 연계 강화를 위한 식생활교육 방향, p.10.
4. 정민 외 3인(2011), 살아있는 한자 교과서, 휴머니스트.
5. 비윌슨(2020), 『식사에 대한 생각』, 어크로스.
6. 대통령직속농어업·농어촌특별위원회(2020), 국가 먹거리 종합전략 수립 연구.
7. 농림축산식품부·식생활교육국민네트워크(2018), 『지속가능과 식생활』, 제1차시.
8. 농림축산식품부·식생활교육국민네트워크(2018), 『지속가능과 식생활』, 제13차시.
9. 통계청(2020), https://kostat.go.kr.
10. 국민건강통계(2019), https://www.data.go.kr/data/3043716/fileData.do.
11. 국가 먹거리 종합전략(2021), https://youtu.be/JMEjUZBnM_8.
12. 김정원(2014), 영국의 식생활교육 사례 고찰, (사)식생활교육국민네트워크.
13. 정해랑(2014), 이탈리아 식생활교육 사례, (사)식생활교육국민네트워크.
14. 최정숙(2014), 프랑스 식생활·식품정책, 농촌진흥청 국립농업과학원.
15. 권순실 외(2014), 제2차 식생활교육 기본계획 수립을 위한 선진국 사례조사 보고서, 농림축산식품부·(사)식생활교육국민네트워크.
16. 농림축산식품부(2018), 지속가능과 식생활, 제2차시.
17. 국립농산물품질관리원(2022), https://www.naqs.go.kr/contents/contents.do.
18. 음식물쓰레기줄이기관리시스템(2022), https://www.citywaste.or.kr/.
19. 아시아공정무역네트워크(2022), http://asiafairtrade.net/pages/story-about.html.
20. 농사로, https://www.nongsaro.go.kr/portal/ps/psz/psza/contentNsMain.ps?menuId=PS03968.
21. 인터래뱅(2015), 세계의 도시농부들-세계와 우리나라 도시농업의 현주소-.
22. 인터래뱅(2015), 제160호 로컬푸드.
23. 농협경제연구소(2013). 용진농협의 로컬푸드 직매장 성공요인과 시사점.
24. 경제정보센터(2022), https://eiec.kdi.re.kr/policy/materialView.do?num=212804.
25. 보건복지부, 농림축산식품부, 식품의약품안전처(2021), 보도자료, 건강한 식생활을 실천해요! 정부, 「한국인을 위한 식생활지침」 발표(4.14).
26. 식품의약품안전평가원(2020), 영양성분 노출평가 및 위해평가 플랫폼 개선 연구.

27. 보건복지부·한국영양학회(2020), 한국인 영양소 섭취기준.
28. 강경심 외(2020), 미래세대 식습관 형성을 위한 미각교육, 농림축산식품부·식생활교육국민네트워크.
29. 식품의약품안전처(2019). 식중독 통계.
30. 농림축산식품부(2020). 식문화 개선 인지도 및 실천율 설문조사 결과.
31. 농림축산식품부·식생활교육국민네트워크(2019).「바른식생활 함께 실천해요」리플렛.
32. 보건복지부·한국영양학회(2022). 식품구성자전거포스터.
33. 보건복지부·한국영양학회(2022). 2022한국인영양소섭취기준.
34. 국가인증농식품이야기(2021), https://www.enviagro.go.kr/.
35. 네이버 두산백과, 윤리적소비, http://www.doopedia.co.kr.
36. 녹색연합(2010), 자연을 담은 소박한 밥상, 북센스
37. 유네스코와유산(2022), http://heritage.unesco.or.kr.
38. 강경심 외(2018), 한국음식의 맛과 멋. 창지사.
39. 식품과학사전, https://terms.naver.com/list.naver?cid=60262&categoryId=60262.
40. 식품의 기준 및 규격 제2022-16호 제1.총칙 3. 용어의 풀이 42) 가공식품
41. 식품의 기준 및 규격 제2022-16호 제1. 총칙 4. 식품원료 분류
42. 농림축산식품부·식생활교육국민네트워크(2022),『식생활지도사』, 6, 식품의 선택과 조리
43. 강경심 외(2018). 조리원리. 창지사.
44. 식품위생법(시행2023.1.1.), https://www.law.go.kr/LSW/lsInfoP.do?efYd=20230101&lsiSeq=234897#0000.

안티에이징(Anti Aging) 식생활론

인 쇄	2023년 2월 24일
발 행	2023년 2월 24일
저 자	강 경 심
발행인	원 성 수
발행처	공주대학교출판부
	충남 공주시 공주대학로 56
	☎ (041) 850-8752
인쇄처	도서출판 보성
	☎ (042) 673-1511
ISBN	979-11-86737-28-6 13590

정가 25,000원